Les Poussières Atmosphériques

LEUR CIRCULATION DANS L'ATMOSPHÈRE
ET LEUR INFLUENCE SUR LA SANTÉ

PAR

J.-R. PLUMANDON

Météorologiste à l'Observatoire du Puy-de-Dôme

Prix : 2 fr. 50

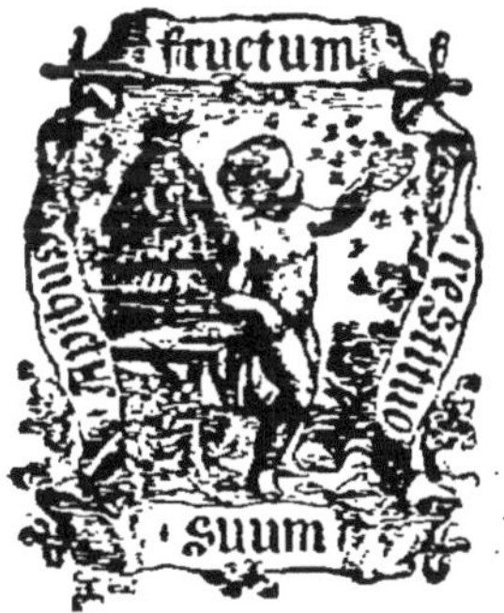

PARIS
SOCIÉTÉ D'ÉDITIONS SCIENTIFIQUES
PLACE DE L'ÉCOLE DE MÉDECINE
4, RUE ANTOINE-DUBOIS, 4

Les Poussières Atmosphériques

Les Poussières Atmosphériques

LEUR CIRCULATION DANS L'ATMOSPHÈRE

ET LEUR INFLUENCE SUR LA SANTÉ

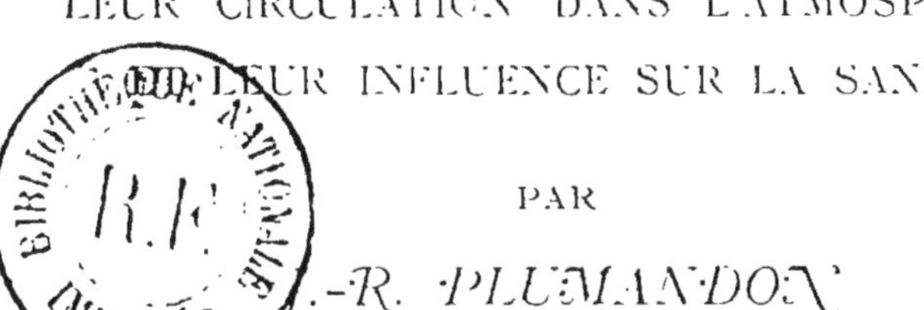

PAR

J.-R. PLUMANDON

Météorologiste à l'Observatoire du Puy-de-Dôme

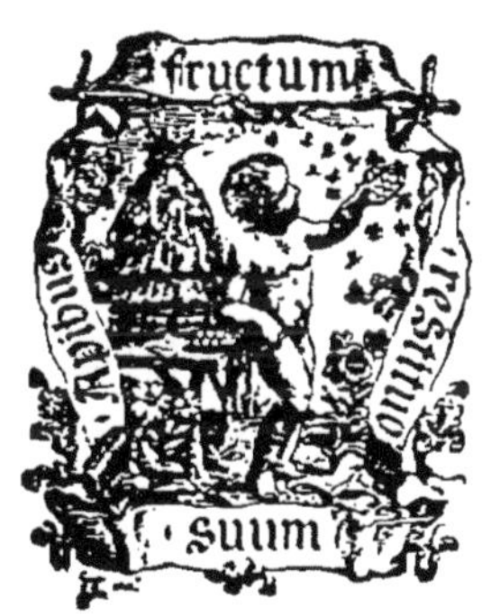

PARIS

SOCIÉTÉ D'ÉDITIONS SCIENTIFIQUES

PLACE DE L'ÉCOLE DE MÉDECINE

4, RUE ANTOINE-DUBOIS, 4

1.

PRÉFACE

J'ai eu l'honneur d'être chargé, pour le Congrès d'Hydrologie, de Climatologie et de Géologie qui s'est tenu à Clermont-Ferrand en 1896, d'un rapport sur les « Poussières atmosphériques ». La bienveillance avec laquelle ce rapport a été accueilli par les Congressistes, m'a encouragé à le compléter en profitant des indications qui m'ont été gracieusement données dans nos séances du Congrès. Il en est résulté le présent petit livre. S'il a quelque mérite auprès du lecteur, il le devra surtout à ce qu'il est resté autant que que possible, *un rapport*. Ce n'est que très rarement, en effet, que j'ai pris la liberté d'émettre quelques idées personnelles, et encore ne l'ai-je fait que lorsque ces idées étaient basées sur de nombreuses observations. Je me suis ordinairement borné à exposer les connaissances acquises en restant dans les limites d'une œuvre de pure vulgarisation. La plupart des faits que je relate étaient disséminés par fragments dans un très grand nombre de publications. Je les ai réunis, coordonnés, condensés, en laissant de côté tout ce qui avait un caractère trop technique, mais en m'efforçant de ne rien négliger d'essentiel. Mon but a été simplement d'être utile à ceux qui, sans être physiciens, chimistes, micrographes ou médecins, voudraient cependant acquérir des notions générales sur les « Poussières atmosphériques ».

J.-R. P.

LES

Poussières Atmosphériques

On désigne sous le nom de *poussières atmosphériques* tous les corpuscules que l'atmosphère renferme en suspension.

Il en est qui ne se trouvent dans l'air que d'une manière fortuite et momentanée. Il y en a aussi qui y existent ordinairement et pour ainsi dire en permanence. La plupart ont des dimensions si minimes qu'on ne peut pas les distinguer, même au microscope ; beaucoup peuvent être étudiées sous un faible grossissement ; quelques-unes enfin sont visibles à l'œil nu, lorsquelles sont fortement éclairées : telles sont celles que nous montre, sur son trajet, un rayon de soleil qui pénètre dans une chambre obscure.

On récolte les poussières à l'aide des aéroscopes. Ces appareils, qui utilisent un courant d'air créé par un aspirateur, peuvent être divisés en trois catégories, suivant que les poussières entraînées par le courant d'air sont captées : 1° sur une plaque recouverte d'un liquide visqueux ; — 2° dans un liquide où barbote l'air aspiré ; — 3° dans une bourre en ouate ou en coton de verre.

D'une façon générale, les poussières sont réparties en deux grandes classes : 1° *Les poussières terrestres* : — 2° *Les poussières cosmiques*. Nous nous occuperons d'abord des premières qui sont mieux connues que les secondes qui ont, d'ailleurs, une importance largement prépondérante.

POUSSIÈRES TERRESTRES

Les poussières terrestres de l'atmosphère comprennent à leur tour deux espèces principales : les *poussières minérales* et les *poussières organiques*.

Les poussières minérales répandues dans l'atmosphère sont en majeure partie fournies par les débris des roches qui composent la surface de notre globe : on y trouve de fins détritus de silex, de quartz, de mica, de feldspath, etc., de chlorures, sulfates, phosphates et carbonates terreux, etc.

Les poussières organiques sont des cellules et surtout des fragments de cellules ayant fait partie d'un végétal ou d'un animal. Il y en a qui sont des végétaux complets. Quelquefois, mais rarement, on en découvre aussi qui sont des animalcules de l'espèce des *Infusoires*.

NOMBRE DES POUSSIÈRES

M. Aitken a fait de remarquables recherches sur le nombre des poussières que contient un volume déterminé d'air atmosphérique. Il a employé une méthode spéciale et fort ingénieuse qui lui a permis de les compter toutes, même celles qu'on ne peut pas voir au microscope. Cette méthode repose sur le principe suivant :

Si l'on sature de vapeur d'eau un récipient contenant de l'air pur absolument privé de poussières, puis qu'on provoque la condensation de cette vapeur d'eau (par exemple en augmentant la capacité du récipient), l'air du récipient conserve toute sa transparence, et la condensation de la vapeur en eau liquide se ait sur les parois d'une façon uniforme. Si, au contraire, l'air du récipient contient des poussières, la condensation commence par la formation d'un brouillard, et l'eau se dépose en gouttelettes parce que chaque grain de poussière devient un centre de condensation. Le nombre des gouttelettes est le même que celui des poussières.

Le point difficile, c'était précisément de pouvoir compter ces gouttelettes. Pour y arriver, M. Aitken n'introduit dans le récipient vide d'air et de toute poussière, qu'une très petite quantité de l'air à étudier ; par exemple $\frac{1}{100}$ ou $\frac{1}{1000}$ de la capacité de ce récipient ; soit en supposition 10 centimètres cubes si le récipient a une contenance de 10 litres. C'est alors qu'il y fait pénétrer la vapeur d'eau dont il provoque la condensation, et que les poussières sont précipitées, chacune au sein d'une petite goutte liquide. M. Aitken a pris de telles dispositions qu'il les précipite toutes par une seule opération et qu'il obtient ainsi des gouttes plus grosses et plus faciles à compter.

Pour en faire le dénombrement, il s'est servi d'une petite plaque d'argent poli, finement quadrillée au millimètre, et fixée à 1 centimètre de distance de la paroi supérieure du récipient. Cette plaque recevait donc les gouttelettes provenant d'un centimètre cube d'air mélangé, ou de 0c.c.010 de l'air à analyser. Une fois les gouttelettes d'eau comptées avec soin, il en déduit le nombre des poussières contenues dans un volume quelconque de l'air mis en expérience.

Les résultats que M. Aitken a obtenus, paraissent fantastiques ; mais ils sont certainement exacts, car ils sont corroborés par de nombreuses expériences très concordantes. Ils sont d'ailleurs en harmonie avec ceux qui ont été déterminés par d'autres expérimentateurs au moyen de procédés différents. En voici quelques-uns qui donnent le nombre des poussières atmosphériques par centimètre cube d'air :

Air extérieur, après la pluie.....	32.000
Air extérieur, par le beau temps..	130.000
Air pris au milieu d'une chambre.	1.860.000
Air pris au plafond d'une chambre	5.420.000

Les expériences de M. Aitken, en montrant que la vapeur d'eau ne se condense pas au sein de l'air pur, prouvent que les poussières sont la cause des brumes, des brouillards, des nuages, de la pluie et de toutes les précipitations hydrométéoriques. Sans les poussières atmosphériques, la lumière solaire ne serait diffusée qu'à la surface terrestre même ; par conséquent il n'y aurait pas d'aurore, pas de crépuscule, et le jour commencerait ou finirait brusquement au moment du lever ou du coucher du soleil. Lorsque l'air serait sursaturé d'humidité, il déposerait son excès d'eau à la surface des objets terrestres, comme il le fait par exemple en été sur le verre des carafes d'eau froide, mais il ne pleuvrait jamais, pas plus qu'il ne tomberait de neige ou de grêle.

Poussières cycloniques

Après quelques jours de beau temps, et surtout pendant le cours d'une période de sécheresse, la plus légère brise peut entraîner des poussières qu'elle arrache au sol, aux roches, aux végétaux et même aux animaux. Les vents qui ont une certaine force et en particulier ceux qui précèdent les orages, soulèvent alors des flots de poussière provenant surtout des routes fréquentées. Mais, dans la plupart des cas, le phénomène reste quand même plus ou moins local, et n'intéresse pas toujours une partiè considérable de l'atmosphère.

Il n'en est pas de même lorque l'air est animé d'un mouvement giratoire ascendant, comme celui qu'il possède dans les cyclones. Les ouragans de poussière de cette nature se produisent accidentellement dans tous les pays, avec plus ou moins d'intensité, mais ils éprouvent tout particulièrement les provinces du Sud de la Russie. Les derniers que l'on a observés, ont eu lieu aux mois d'avril et d'août 1892, ainsi qu'en janvier et en avril 1894.

Les tourbillons de poussière de ce dernier mois d'avril ont eu une importance spéciale, et, grâce au réseau météorologique créé par M. Klossowski, professeur à l'Université d'Odessa, on a pu les étudier avec détails. Ces tourbillons, qui se sont renouvelés à trois reprises, ont débuté vers la mer d'Azof. Ils ont été accompagnés de très forts vents d'Est, et ont coïncidé avec de basses pressions sur la mer Noire, tandis que le baromètre était très élevé dans la Russie orientale.

Le sol fut enlevé sur une épaisseur de 18 centimètres environ, et le sous-sol complètement mis à découvert. Des amas considérables de poussière, atteignant quelquefois trois et quatre mètres de hauteur, s'étaient formés çà et là, le long des murs et des buissons. Dans le district de Berdiansk, 500 kilomètres carrés de céréales furent détruits. Les dégâts s'étendirent d'ailleurs à toute la région orientale du Dniéper, aux gouvernements d'Iékatérinoslaw et de Pultava. Finalement, les tourbillons de terre se tranformèrent en légers brouillards, composés de poussières raréfiées et extrêmement fines. Ces brouillards couvrirent toute la Russie occidentale et se diluèrent, pour ainsi dire, jusqu'à Saint Pétersbourg, même jusqu'au Danemark et jusqu'à la Suède.

Ces tempêtes de poussière ne sont pas particulières à la Russie. Pendant les deux années 1894 et 1895, on en a enregistré 40 aux Etats-Unis, dans les territoires orides de l'Ouest, dont 16 dans la Californie et l'Arizona. Là, leur zone d'action a en moyenne 350 kilomètres de diamètre. On en a constaté dans beaucoup d'autres pays, même en France; mais elles atteignent leur maximum d'intensité dans les contrées exposées à de longues sècheresses. Les vastes déserts tels que le Sahara et le Gobi sont de véritables foyers d'où partent des ouragans de poussière qui ravagent souvent les contrées environnantes. L'*American meteorological Journal* rapporte qu'il s'en produit en Chine sept ou huit fois par an ; là ils viennent du désert de Gobi, durent deux à quatre jours et répandent des masses énormes de poussières sur une surface de plus de 250 lieues de diamètre. On en a aussi observé vers tous les confins du désert, assez fréquemment à l'Ouest et au Sud, et surtout dans le Turkestan, où ils paraissent avoir une intensité encore plus grande que dans la région de Péking.

Schirmer, dans son ouvrage sur le Sahara, donne d'intéressants détails relatifs à l'action des vents sur les sables des grands déserts africains. Dans les pays ordinaires où les pluies sont fréquentes, les débris des roches désagrégées par les divers agents atmosphériques sont entraînés par les eaux. Là où il ne pleut presque jamais, ces débris sont le jouet du vent qui les agite, les triture et les classe peu à peu suivant leur poids. Il laisse les plus lourds en place et emporte les plus légers en fines poussières qu'il dissémine dans les airs : de là les dunes et les tempêtes de sable. Tous les voyageurs qui ont séjourné dans les déserts, ont décrit l'aspect que le ciel y prend fréquemment. Il est assombri et cependant sans nuages ; une sorte de voile blanchâtre, ou jaune, ou couleur de plomb, flotte dans l'atmosphère. Dans quelques régions, ce voile devient même un épais brouillard qui intercepte la vue sans que l'air perde sa sécheresse ordinaire : ce brouillard est formé par les fins détritus du sol que le vent a soulevés et qui restent en suspension dans l'air. C'est ainsi qu'au Borkou où le vent vient le plus souvent du grand désert de Lybie, le ciel est ordinairement voilé, et ne s'éclaircit que lorsqu'une forte pluie a lavé l'atmosphère. Ce phénomème s'observe d'ailleurs dans notre pays même, toutes les fois que les vents de Nord-Est prennent un peu de force au cours d'une période de beau temps et de sécheresse.

Lorsque les vents ont une puissance suffisante, les brouillards de poussières voyagent très longtemps et se répandent fort loin. La chute des particules terreuses qui les composent, s'opère quelquefois brusquement dans des contrées excessivement distantes de leur pays d'origine ; alors elle y constitue un phénomène extraordinaire, qu'autrefois l'on disait même miraculeux.

Les pluies de poussières sont si fréquentes à l'Ouest de la côte d'Afrique et du Sahara, entre les îles Açores et les îles du Cap Vert, que les navigateurs et quelques géographes ont donné à cette partie de l'Atlantique le nom de mer des Ténèbres. Elles s'étendent jusqu'à 600, 800 et même 1000 lieues de la côte, et le volume de terre que chacune d'elles représente est énorme, puisqu'il est arrivé à des navires de voir la chute des poussières se prolonger durant six jours. Ehrenberg, qui a fait l'analyse de ces poussières, leur a trouvé la même composition qu'aux sables du Sahara.

D'ailleurs, M. Teisserenc de Bort a publié, dans les *Annales* du Bureau central météorologique de France, l'étude détaillée d'une pluie de poussières qui s'est produite aux îles Canaries durant la nuit du 21 au 22 février 1883. Il a montré que cette pluie terreuse a coïncidé avec le passage d'une forte dépression barométrique, dont le centre était sur le Sahara occidental pendant la journée du 21, et, le 22 vers midi, précisément dans la région des Canaries. La poussière argileuse qu'elle a répandue sur une bande de 250 lieues de longueur et de 15 lieues de largeur a été soigneusement analysée à Madrid. On l'a trouvée composée de silice, de carbonate de magnésie, d'oxyde de fer, avec des traces de chlorures alcalins. C'est justement la composition du sol dans beaucoup de régions du Sahara, où abondent les efflorescences du chlorure de sodium mélangé de magnésie, de nitrate de potasse, et où la présence de l'oxyde de fer, qui se révèle à première vue par la couleur rouge de la terre, a été signalée depuis longtemps par Ehrenberg.

L'Europe même reçoit de temps à autre des détritus du Sahara par la voie aérienne, et leur abondance est quelquefois assez grande pour que l'on y observe de véritables pluies de poussières. Le 23 et le 24 février 1879, deux cyclones venant du Sahara franchirent la Méditerranée et les Alpes, laissant tomber partout un nuage de poussière jaunâtre.

En 1846, il y eut sur la terre d'épouvantables cyclones. L'un d'eux enleva en Amérique une épaisse couche de terre sablonneuse et friable qu'il transporta jusqu'en Europe, et qui, en France, tomba surtout entre le Plateau central et les Alpes. La quantité de poussières qui furent précipitées sur le sol varia selon les localités. A Lyon, où elle ne forma qu'une mince couche de limon rougeâtre, le peuple crut à une pluie de sang. A Valence, où le phénomène acquit une intensité remarquable, les gouttières des toits et les tuyaux de conduite des eaux pluviales furent obstrués. D'après les observations et les calculs de Fournet, le département de la Drôme reçut ainsi 720.000 kil. de terre.

D'ailleurs, les pluies de poussières sont beaucoup plus fréquentes qu'on le croit généralement, sur la foi des publications qui remontent à une vingtaine d'années. C'est ainsi que pour la France et l'Algérie, on n'en a enregistré que 13 de 1803 à 1860, tandis qu'on en a signalé 9 entre 1860 et 1872, parce qu'on les observe mieux qu'autrefois, et aussi parce que les publications périodiques, plus nombreuses et plus facilement renseignées, les font connaître davantage. Si l'on songe d'autre part que l'on ne peut guère constater que les pluies de poussières qui atteignent quelque intensité, et que les plus faibles passent inaperçues, on est forcé d'admettre que leur fréquence est bien supérieure à celle qu'on déduit des chiffres obtenus jusque-là.

Ce n'est pas seulement aux déserts couverts de sable que l'atmosphère doit les fines poussières que le vent lui apporte. Les hauts plateaux desséchés et sans végétation qui abondent dans les pays chauds, lui en fournissent aussi en abondance. Voici comment M. Daubrée, le célèbre minéralogiste, explique l'énorme quantité de poussière qui s'échappe du massif montagneux de l'Asie centrale :

Le granit, le gneiss et toutes les roches qui constituent les hauts plateaux du Thibet, dont l'altitude varie de 3,500 à 5.000 mètres, sont, comme partout, coupées en tous sens, par d'innombrables cassures ou lithoclases. Ces cassures, que de brusques, fréquents et considérables changements de température tendent sans cesse à multiplier. préparent la désagrégation des roches. D'autre part, les vents d'une extrême violence qui règnent ordinairement sur tous les plateaux du Thibet, tourmentent et agitent sans interruption les débris pierreux de faibles dimensions. Alors tous ces fragments de roche, en frottant les uns contre les autres, émoussent leurs arêtes, s'usent et se transforment en véritables cailloux, ainsi qu'en sable et en poussières fines. Parmi ces produits d'usure, les plus menus et même le sable ne restent pas en place : ils sont emportés par les courants aériens. C'est ainsi que les tempêtes atmosphériques, incessantes dans cette région, rasent les sommets des montagnes et les transforment en plateaux couverts de cailloux et de graviers. La fréquence des tempêtes et la persistance de la sécheresse empêchant toute végétation d'y prendre racine, l'usure des roches et le transport des poussières continuent indéfiniment. Aussi le colonel Prjewalski, éminent voyageur et naturaliste russe, pense qu'à notre époque, ce sont les influences atmosphériques qui occupent la première place parmi les agents de la décomposition des roches, et de la transformation des montagnes. Des expériences remarquables ont d'ailleurs été faites pour évaluer l'action érosive des agents atmosphériques. Le géologue anglais Geikie a constaté qu'une plaque de marbre de 9 millimètres d'épaisseur. est détruite après 100 années d'exposition à l'air libre ; lorsqu'il y a désagrégation interne, 40 années suffisent même pour la réduire en poussière. Le professeur Pfaff, d'Erlangen. trouva que les pierres calcaires deviennent terreuses au bout de trois ans, que leur surface présente de fines craquelures. des exfoliations. et que leur épaisseur diminue de $0^{m}/^{m}04$. Dans le même temps, le granit ne perd que $0^{m}/^{m}032$.

L'action géologique des vents a été étudiée par M. Prjewalski dans d'autres phénomènes qui montrent combien est immense la quantité de poussière arrachée aux montagnes et aux plateaux arides : des ravins, des gorges, des vallées profondes ont été comblées de cette façon. et de vastes plaines se sont formées entre les montagnes.

C'est dans les mêmes circonstances que s'élaborent les éléments du limon connu sous le nom de lœss qu'on trouve en Chine, dans des proportions encore plus considérables comme l'ont établi les travaux de l'abbé David et de Richtofen. Vers les sources du fleuve Jaune, ce dernier a observé des dépôts de poussières d'une épaisseur extraordinaire. Durcies par les eaux pluviales, ces poussières se consolident et deviennent alors le lœss qui est assez cohérent pour former d'énormes escarpements à pic. Le Hoang Ho, au Sud-Ouest de Sininfou, coule dans une plaine où le lœss forme une couche d'une telle épaisseur que le fleuve occupe le fond d'une espèce de couloir dont les parois sont verticales, et qui a plusieurs centaines de mètres de profondeur. La majeure partie des vases de la mer Jaune provient de ces immenses dépôts de poussières fines.

Suivant leur nature et leur abondance, les pluies de poussières peuvent être utiles ou nuisibles à l'agriculture. D'après M. Tacchini, celles qui viennent du Sahara ont une réaction acide, brûlent les végétaux et causent de grandes pertes aux agriculteurs de la Sicile. Au contraire, d'après MM. Haywart, Schaw et Jonhston, les poussières qui proviennent du désert de Gobi sont considérées, en Chine et dans le Turkestan, comme un très précieux engrais pour toutes les cultures. Là, les habitants comptent même sur les pluies de poussières pour fertiliser leurs terres, et lorsqu'elles font défaut trop longtemps, les récoltes sont si pauvres, qu'il en résulte des famines. A ce sujet, on peut rappeler que M. Alluard attribue aux poussières volcaniques apportées par les vents, la permanence de la fertilité des terres de la Limagne.

Poussières volcaniques

Quand on connaît tant soit peu la géologie de l'Auvergne, il n'est pas nécessaire d'évoquer l'antique éruption du Vésuve avec l'enfouissement d'Herculanum, de Pompéi et de Stabia pour se faire une idée de l'énorme volume de cendres poussiéreuses qui peut sortir du cratère d'un volcan. Les épaisses couches de poussières volcaniques sont assez nombreuses dans notre pays pour qu'on puisse en juger sans faire un voyage en Italie. Mais nous croyons nécessaire de parler de l'éruption contemporaine du Krakatoa, en raison des phénomènes atmosphériques qu'elle a produits, et des recherches instructives qu'elle a provoquées.

Le volcan de Krakatoa, situé dans une petite île du même nom, à l'entrée du détroit de la Sonde, entra en activité au commencement de l'année 1883 et l'éruption atteignit son maximum d'intensité à la fin du mois d'août de la même année. La phase principale a eu lieu le 27 août, vers 10 heures du matin, en temps moyen de Batavia. Elle a d'abord donné naissance à une onde aérienne qui s'est étendue annulairement à la surface du globe avec une vitesse moyenne de 460 kilom. à l'heure. Son passage dans la région de l'observatoire du Puy-de-Dôme a eu lieu le 28 août, à 4 heures et demie du matin, soit 25 heures après l'éruption, et s'y est manifestée par une brusque oscillation de deux millimètres de pression dans la courbe tracée par un baromètre enregistreur de Redier.

Les matériaux de grandes dimensions que le Krakatoa a lancés dans l'atmosphère sont retombés à l'intérieur d'un cercle de 15 kilomètres de rayon. et à 40 kilomètres de distance. on trouvait encore des morceaux de roche de la grosseur du poing. Dans ce cercle de 15 kilomètres l'épaisseur des débris a atteint une moyenne de 20 à 40 mètres. Sur certains points, elle dépassa 80 mètres, et, la mer, par des fonds de 50 mètres, fut comblée en deux endroits où se formèrent deux petites îles qui se désagrégèrent ensuite lentement et finirent par disparaître.

Les cendres fines furent emportées à d'énormes distances : dans la direction du Sud-Est jusqu'à Bandseng (250 kilomètres) ; dans la direction du Nord-Nord-Ouest jusqu'à Singapore (835 kilomètres) ; dans celle du Sud-Ouest jusqu'à l'île Keeling (1200 kilomètres). Enfin des particules d'une ténuité excessive sont restées suspendues très longtemps dans les couches supérieures de l'atmosphère, et poussées par les vents, ont fait complètement le tour de la terre avec une vitesse de 120 à 130 kilomètres par heure. Le volume des matières rejetées a été évalué à 18 kilomètres cubes, et ce chiffre n'est qu'un minimum, parce que dans les cas douteux, on a toujours pris les données les plus faibles. Quant à la hauteur à laquelle les poussières ont été lancées lors de la grande éruption du 27 août, on peut l'évaluer à 15 ou 20 kilomètres, car le 20 mai, lors d'une éruption beaucoup plus faible, les officiers de la Corvette allemande l'*Elisabeth* ont calculé que le nuage de fumée projeté par le volcan s'élevait déjà jusqu'à 11 kilomètres. Cette évaluation est encore justifiée par celles de 8 kilomètres et de 14 kilomètres concernant la hauteur des colonnes de fumée sorties de l'Etna le 21 et le 24 mai 1886.

Or, d'après Ferrel, les corpuscules dont les dimensions ne sont plus appréciables au microscope n'éprouvent, dans une atmosphère tranquille et à la pression normale, 760 millimètres, qu'une chute de 0^m003 par minute, et seulement de 0^m01 à 20 kilomètres de hauteur. En un an, ils ne s'abaisseraient par conséquent que de 5,300 mètres. Les plus fines poussières dont le Krakatoa a inondé l'atmosphère sont donc restées plusieurs années en suspension dans l'air, et il est fort probable qu'il s'y en trouve encore aujourd'hui.

Un autre phénomène contribue aussi à prouver le long séjour des poussières du Krakatoa dans l'atmosphère. Vers la fin de 1883, il se produisit, longtemps après le coucher du soleil, de brillantes lueurs crépusculaires qui se sont manifestées durant plusieurs années en décroissant peu à peu d'intensité. On en voyait encore de fort belles à la fin de 1887. L'astronome anglais Lockyer et le professeur Forel de Morges émirent les premiers, l'idée que ces lueurs devaient être attribuées à la réflexion des rayons solaires sur les poussières émanées du Krokatoa. Les expériences de M. Kiessling ont démontré l'exactitude de leur hypothèse. D'ailleurs, c'est l'opinion à laquelle se sont rattachées l'Académie des Sciences de Paris, l'Académie des Sciences de Berlin et la Société Royale de Londres, à la suite des enquêtes spéciales affectuées sous leurs auspices.

Les brouillards secs de 1783, et de 1831, célèbres dans les annales de la météorologie, ont aussi coïncidé avec des éruptions volcaniques, avec des lueurs crépusculaires d'une intensité et d'une durée anormales.

Les pluies de poussières volcaniques ont lieu fréquemment, tantôt sur un point, tantôt sur un autre, après chaque éruption importante. Arago en cite un grand nombre dont l'authenticité est certaine ; mais il est inutile d'en faire l'énumération. Nous nous contenterons d'en rappeler quelques-unes.

En 1812, un volcan de l'île Saint-Vincent, situé à 80 kilomètres de l'île de la Barbade, couvrit cette dernière île tout entière d'une couche de cendres de 3 centimètres d'épaisseur.

En mars 1875, une pluie de poussières tombait sur la Suède et la Norvège : elle provenait d'une éruption de l'Hécla, en Islande.

En 1886, l'Etna eut une éruption qui dura du 18 mai au 6 juin. Elle donna lieu à des brouillards épais qui envahirent progressivement toute l'Italie, du Sud au Nord, et, du 24 au 29 mai des pluies de cendres poussiéreuses se produisirent en Sicile et en Calabre.

Poussières d'Incendies

Depuis longtemps on a attribué certains brouilllards secs, d'odeur caractéristique, à la fumée produite par de vastes incendies. Dans quelques parties de la Hollande et de l'Allemagne du Nord, on pratique encore, en agriculture, l'opération de *l'écobuage*, qui consiste à faire brûler la partie superficielle et tourbeuse du sol, afin de préparer ce dernier à la culture du sarrazin et de l'avoine. Il est certain que cette combustion donne une grande quantité de fumée et de poussières que les vents forts et quelque peu constants entraînent bien loin de leur lieu d'origine : de là les brouillards secs que l'on a constatés surtout en Allemagne, au Danemark, en Suède, en Hollande, en Belgique et dans le nord de la France. c'est-à dire autour des pays où l'écobuage s'effectue dans de grandes proportions.

Mais le phénomène se produit d'une façon bien

autrement puissante lors des incendies accidentels qui éclatent périodiquement dans les régions torrides, à l'époque des fortes chaleurs et des grandes sécheresses. Dans l'Afrique tropicale, par exemple, les incendies se succèdent pour ainsi dire sans interruption, tantôt ici, tantôt là, durant toute la saison sèche. Il en résulte un voile permanent de vapeurs et de fumée qui cache tous les objets éloignés. Au Congo, par les vents de l'Est, l'air répand presque toujours, une forte odeur de *brûlé*, et il n'est pas rare d'y voir tomber de véritables pluies de cendres fines mêlées de débris d'herbes calcinées. En voici la cause. Lorsque le manque d'eau pluviale a arrêté la végétation des grandes herbes qui sont si abondantes dans l'Afrique centrale, ces herbes ne tardent pas, grâce à la chaleur excessive et à l'extrême sécheresse de l'air, à subir une dessiccation complète : alors le moindre vestige de feu suffit pour allumer un incendie qui envahit rapidement d'immenses territoires.

Les incendies de cette nature se produisent depuis le mois de mai jusqu'en octobre. Différents voyageurs, Cameron, Buchner, Pogge, Wissmann, Danckelmann, en ont constaté dans toutes les régions du grand continent noir. D'après Buchner, ils ravagent chaque année la moitié de l'Afrique centrale. Dans les régions peu habitées où dominent les broussailles et les grandes herbes de 2 à 4 mètres de hauteur, on peut évaluer à 80 pour cent la proportion de la surface du sol atteinte par le feu. Danckelmann partage l'opinion de Buchner, et il évalue à 507 millions de tonnes le poids des herbes sèches qui brûlent chaque année. Comme terme de comparaison, il faut dire que la quantité de houille consommée annuellement sur toute la terre, ne s'élève qu'à 300 millions de tonnes.

Les autres continents sont naturellement plus ou moins soumis au même fléau. Dans notre pays de France, presque entièrement cultivé, les incendies de cette espèce sont assez fréquents pendant l'été, mais les plus graves se réduisent à la combustion de quelques hectares de bruyères, de broussailles ou de taillis. Ils sont bien plus considérables en Russie, et prennent, en Asie et en Amérique, une importance presque aussi grande qu'en Afrique.

Ceux qui ont éclaté aux Etats-Unis en 1871, sont surtout restés célèbres. Venus des Montagnes Rocheuses, ils se sont étendus à tous les Etats du Nord et sont presque arrivés jusqu'aux bords de l'Atlantique. Le Dakota, le Minnesota, le Wisconsin et le Michigan ont été particulièrement éprouvés. Là, en effet, le feu ne borna pas ses ravages à la région plus ou moins sauvage des *Prairies*, mais il détruisit des millions d'hectares de forêts, une multitude de fermes, un grand nombre de villages, et même une bonne partie de la ville de Chicago. Ces incendies coûtèrent la vie à plusieurs milliers de personnes, et la majeure partie du territoire incendié fut ramenée au simple état de prairie sauvage.

La fumée et les cendres fines qui s'élevèrent dans l'atmosphère furent charriées par les vents d'Ouest jusqu'à la côte d'Afrique, où elles arrivèrent quatre jours après le commencement de la catastrophe, en répandant une forte odeur empyreumatique.

Poussières marines

L'Océan lui-même fournit à l'atmosphère, un énorme contingent de poussières qui explique la présence du chlorure de sodium dans le moindre volume d'air atmosphérique.

Les expériences de M. Marguerite-Delachartonny ont prouvé que tout corps soluble contenu dans le sol et dans les eaux, est entraîné par l'évaporation et qu'il se trouve ainsi en quantité plus ou moins grande dans les poussières de l'air. Cela suffirait à expliquer l'existence du sel marin et des autres sels solubles dans l'atmosphère. Mais le sel marin trouve encore une puissante cause de dissémination au sein de l'air atmosphérique dans le transport de l'embrun par les vents.

Lorsque l'eau de mer a été pulvérisée pendant les tempêtes, par le choc des vagues contre l'air ou contre les rochers, la poussière liquide, l'embrun ainsi formé est emporté par les vents jusque dans l'intérieur des terres. Mais à mesure que les fines gouttelettes d'eau s'épavorent, le sel qu'elles contenaient en dissolution retourne à l'état solide, et ses particules invisibles flottent dans l'atmosphère jusqu'à ce qu'elles retombent sur le sol. Pour donner une idée de la masse de sel qui se trouve ainsi répandue dans l'air, il suffira de rappeler les dernières observations qui ont été faites à ce sujet en Angleterre.

En décembre 1894, pendant une violente tempête, le vent souffla durant deux heures avec une vitesse dont la valeur moyenne fut de 48 mètres par seconde, mais qui atteignit 67 mètres dans certaines rafales. A la suite de cette tempête, jusqu'à 90 et 100 kilomètres de la côte, on reconnut partout des traces de sel marin, sur les feuilles des arbres, sur les branches, sur le gazon, en un mot sur tous les objets que la pluie avait mouillés. D'après M. G. Symons, le dépôt salin s'est effectué sur une aire de 6,500 kilomètres carrés. A 72 kilomètres de la côte, le sel déposé sur des fenêtres frappées par le vent d'ouest fut évaluée à 0 gr. 01 par mètre carré de vitres. On détermina d'ailleurs par des expériences directes que chaque litre d'eau de pluie contenait 8 grammes de sel marin.

Des pluies salées et d'abondants transports aériens de poussières salines sont fréquemment constatés sur les rivages de toutes les mers. On en observe même autour du Grand Lac Salé qui se trouve dans l'Amérique du Nord, sur les confins de l'Utah et du Wyoming. C'est ainsi, qu'après les mauvais temps du 1er janvier 1896, tous les objets extérieurs se sont trouvés recouverts d'une couche de sel assez épaisse pour leur donner une couleur blanchâtre, dans une zone de 180 kilomètres de diamètre, depuis Ogden. jusqu'à Evanstone. La quantité de sel ainsi déposée par le vent et la pluie a été évaluée 1200 kilos par kilomètre carré. Il faut ajouter que l'eau du Grand Lac

Salé est une des plus chargées de sel que l'on connaisse, et qu'elle dépasse en densité l'eau de la mer Morte.

Le Dr Planche a constaté des effets moindres, mais de même nature à Balaruc-les-Bains, qui se trouve près de la Méditerranée, sur la rive nord-est de l'étang de Thau, où il en conclut que Balaruc est une station de premier ordre pour le traitement de la scrofule, à cause des innombrables poussières salines que l'air y contient toujours en suspension. On peut considérer le phénomène comme général, et variant seulement d'intensité suivant les lieux et les conditions météorologiques. Aussi, ce n'est pas seulement sur le bord des mers, mais jusqu'au centre des plus vastes continents que l'on constate la présence du chlorure de sodium dans l'air. Les poussières de sel marin sont même si abondantes dans toutes les parties inférieures de l'atmosphère, que les pluies en entraînent de notables quantités. La proportion qui s'y trouve diminue d'ailleurs, comme cela arrive pour toutes les poussières, avec l'altitude. On a reconnu que les eaux pluviales contiennent, par litre, 7 milligr. 60 de chlorure de sodium à Joinville-le-Pont ; 2 milligr. 60 à Bergerac ; 0 milligr. 34 au Pic-du-Midi. L'abondance des poussières de chlorure de sodium dans l'atmosphère est démontrée oculairement, à l'aide du spectroscope, par la production d'une raie jaune brillante coïncidant avec la raie D du spectre scolaire, et plus simplement par la teinte jaune que prend toute flamme incolore quand on agite l'air dans son voisinage de manière à lui faire brûler les poussières environnantes.

Poussières diverses

Outre les principales catégories de poussières dont nous venons de parler, il y en a beaucoup d'autres qui sont généralement confinées dans les basses couches de l'atmosphère, mais qu'on rencontre aussi en plus ou moins grand nombre dans les hautes régions où elles sont entraînées par les courants aériens ascendants. Quelques-unes doivent être signalées.

POUSSIÈRES INDUSTRIELLES

Les différentes industries que l'homme a créées pour subvenir à ses besoins ou pour augmenter son bien-être, produisent presque toutes d'énormes quantités de poussières. Les combustions qui s'accomplissent dans les appareils de chauffage et surtout dans les fourneaux de nos usines, en sont les principales sources, ainsi que la manipulation et la trituration des matériaux qui servent à la confection des divers produits manufacturés.

Dans les grands centres industriels, la quantité de matières pulvérulentes qui se trouvent lancées dans l'atmosphère par les cheminées est exprimée par des nombres si considérables qu'on les croirait exagérés s'ils n'étaient pas établis par de multiples expérienees. Voici quelques résultats qui ont été obtenus à Londres, pendant des périodes de brouillards. Pendant la seconde quinzaine de février 1891, il est tombé sur le sol, dans les quartiers de Kew et de Chelsea. 2.500 kilogr. de suie par kilomètre carré. — D'autres expériences prolongées du 27 novembre au 27 décembre, ont donné à peu près les mêmes chiffres. De sorte que, durant un mois d'hiver, le total des poussières atmosphériques qui se dépose sur la ville entière de Londres s'élève à un million de kilogrammes. D'après les analyses qui ont été faites, la composition du dépôt est la suivante :

	p. 0/0 Chelsea	p. 0/0 Kew
Carbures..................	39.0	42.5
Hydro carbures et bases organiques (pyridines, etc.).	14.3	5.0
Acide sulfurique à l'état de combinaison............	4.3	4.0
Acide chlorhydrique à l'état de combinaison.........	1.4	1.0
Ammoniaque..............	1.4	1.1
Fer métallique, oxyde magn. de fer et subst. min.......	33.8	41.5
Eau.....................	5.8	5.3

On a constaté qu'à Manchester, la proportion d'acide sulfurique peut s'élever jusqu'à 6 et 9 0/0 et celle de l'acide chlorhydrique jusqu'à 5 et 7 0/0.

Les brouillards de Londres s'étendent quelquefois, plus ou moins dilués, jusqu'à 40, 50 et même 80 kilomètres de distance. Il est certain qu'une atmosphère ainsi chargée de tant de suie, de poussières diverses et de toutes sortes de produits empyreumatiques est éminemment malsaine. Cependant, les expériences de M. Parcy Frankland, ont montré qu'elle ne constitue pas un milieu favorable à la diffusion des microbes, et que ceux-ci ne s'y trouvent qu'en faible quantité.

D'autre part, nous devons à l'obligeance et à la haute compétence de M. le Dr Kuborn, professeur à l'Université de Liège, la connaissance des faits intéressants qui vont suivre.

Les établissements industriels de Scraing-lès-Liège brûlent annuellement 150.000 tonnes de houille et 300.000 tonnes de coke. Par leurs cheminées, ils versent dans l'atmosphère, de l'anhydride carbonique, de l'oxyde de carbone, des carbures d'hydrogène, de l'azote, de l'anhydride sulfureux qui finit par se convertir en acide sulfurique, et des particules de charbon et de suie. Ces dernières sont si abondantes, qu'en douze heures, à quelques centaines de mètres des usines, on peut en recueillir 157 grammes par mètre carré de surface : le sol en reçoit donc 1570 kilogrammes par hectare.

La quantité d'anhydride sulfureux lancée annuellement dans l'atmosphère de Seraing, s'élève à 4.500.000 kilogrammes, soit, 12.600 kilogrammes par vingt-quatre heures ; aussi les eaux pluviales ont quelquefois une réaction acide. Lors des grandes épidémies de choléra de 1854 et 1866, on a reconnu que les quartiers sous le vent des usines avaient moins subi les atteintes du choléra que les autres quartiers. D'un autre côté, M. Brixhe, directeur des usines à zinc de Cosphalie-lès-Ituy, a constaté que les ouvriers qui traitaient la blende ou sulfure de zinc, avaient été très peu atteints du choléra, tandis que ceux qui manipulaient la calamine ou carbonate de zinc avaient fourni un contingent de victimes sensiblement égal à celui des autres industries. Le petit nombre de cas de choléra qui se sont produits à Scraing depuis l'année 1866 n'a pas permis de soumettre les faits à un nouveau contrôle ; aussi le Dr Kuborn se contente de signaler leurs coïncidences, et ne se croit pas suffisamment éclairé pour attribuer une action préservatrice à l'anhydride sulfureux disséminé dans l'atmosphère. Toutefois, en considérant que la mortalité générale de Scraing figure honorablement à côté de celle des centres de population les plus favorisés, il formule la conclusion suivante : Les dégagements considérables d'anhydride sulfureux versés dans l'océan atmosphérique par les hautes cheminées de l'industrie métallurgique ne nuisent point à la santé des habitants de la zône influencée.

POUSSIÈRES VÉGÉTALES

Les végétaux qui recouvrent la majeure partie de la surface solide du globe fournissent également à l'atmosphère d'abondantes poussières qui leur sont arrachées par les vents. Ils en émettent surtout pendant les périodes de sécheresse qui coïncident avec les époques de leur floraison et de leur fructification, et aussi après leur mort, alors qu'ils sont en voie de décomposition. On observe même fréquemment, de véritables pluies de pollen, que le vulgaire prenait autrefois pour des pluies de soufre. La nature du pollen observé dépend de la saison : en mars et en avril, c'est surtout le pollen des aulnes et des noisetiers ; en mai et en juin, celui des pins et des bouleaux ; en juillet, en août et en septembre celui des lycopodes, des typha et de plusieurs espèces d'equisetum. Ces pollens sont généralement précipités sur le sol au moment des pluies ordinaires.

POUSSIÈRES ANIMALES

L'homme et les animaux contribuent aussi à doter l'atmosphère d'un certain nombre de détritus poussiéreux qu'ils abandonnent aux vents pendant le cours de leur existence. Les animaux en fournissent surtout quand ils sont morts, alors que leurs dépouilles sont travaillées par l'industrie humaine.

Poussières vivantes

Parmi les poussières de l'air, il y en a qui possèdent la faculté de vivre, c'est-à-dire de se développer et de se reproduire ; quelques-unes ont même une prolifération extraordinairement rapide, lorsqu'elles sont placées dans des conditions favorables : ce sont des spores de cryptogames et des microbes, qu'on désigne aussi sous le nom de moisissures et de bactéries.

Les spores cryptogamiques qu'on trouve surtout dans l'atmosphère, sont celles des végétaux suivants : protococcus, chlorococcus, alternaria, sélénosporium et leptotrichum. Les microbes de l'air peuvent être divisés en micrococcus, bactériums, bacilles et vibrions. Ce sont des végétaux de la famille des algues, que l'on appelle communément bactéries ou microbes, et auxquels la dénomination de schizophytes conviendrait davantage. Les microbes animalcules sont excessivement rares.

NOMBRE DES BACTÉRIES ET DES MOISISSURES

Les poussières organisées de l'atmosphère, bactéries et moisissures, n'entrent que pour une bien faible part dans le nombre total des poussières que nous avons donné plus haut, d'après les expériences de M. Aitken. On est cependant encore étonné de l'énorme quantité de germes vivants que contient l'air atmosphérique. D'après M. Miquel, le savant micrographe de l'Observatoire de Montsouris, il y a en moyenne, dans le voisinage de l'Hôtel-de-Ville de Paris, 5.100 bactéries et 1.680 moisissures par mètre cube d'air. Dans la banlieue, à Montsouris, ces chiffres tombent à 300 et à 205. Dans cette détermination, M. Miquel n'a compris que les germes dont la nature pouvait être sûrement établie sous un grossissement de 100 à 500 diamètres.

On peut déjà remarquer que le nombre des poussières organisées s'affaiblit quand on s'éloigne des villes; mais il diminue surtout à mesure qu'on s'élève au-dessus du sol dans l'atmosphère. C'est ce que montrent les expérienees que M. de Freudenreich a faites entre 2,000 et 4,000 mètres d'altitude. Dans trois mètres cubes d'air pris au col du Théodule (3,300 mètres), il ne trouva qu'un bactérien ; une seconde fois, il découvrit un bacille et un micrococcus dans deux mètres cubes d'air pris au même endroit. Une troisième fois il constata que dans 2.700 litres d'air puisés à la même altitude, il n'y avait aucune bactérie. Deux autres expériences faites au sommet du Niesen (2,366 mètres), près du lac de Thoune, lui donnèrent des résultats analogues : l'une 4 bactéries dans 600 litres d'air, et l'autre 4 bactéries dans 1.725 litres.

On peut en conclure que la pureté de l'air des hautes montagnes, en fait de microbes, est très grande. Elle ne paraît d'ailleurs être dépassée que par celle de l'air marin qui, lorsqu'il est pris suffisamment loin des côtes, ne renferme en moyenne que 5 ou 6 bactéries par 10,000 litres d'air.

L'affaiblissement du nombre de microbes dans les hautes régions de l'air est dû, d'après M. de Freudenreich : 1° à la disparition progressive des foyers producteurs de bactéries ; 2° à la moindre densité de l'atmosphère qui devient de plus en plus impropre à maintenir en suspension les corpuscules qu'elle renferme. Voici d'ailleurs, dressé par M. Miquel, un tableau qui donne la richesse en bactéries des principales atmosphères étudiées jusqu'ici :

Atmosphères	Bactéries par mètre cube
Air de la mer (océan Atlantique)....	0.6
Air des hautes montagnes..........	1
Air des salons des vaisseaux........	60
Air pris au sommet du Panth. à Paris.	200

Atmosphères	Bactéries par mètre cube
Air du parc de Montsouris.........	480
Air de la ville de Berne............	580
Air de la rue de Rivoli.............	3480
Air des maisons neuves de Paris	4500
Air des égoûts de Paris.............	6000
Air du laboratoire de Montsouris....	7420
Air des vieilles maisons de Paris....	36000
Air du nouvel Hôtel-Dieu..........	40000
Air de l'hôpital de la Pitié	79000

POUSSIÈRES COSMIQUES

L'espace universel renferme des corps de toutes dimensions. Jupiter a 142,106 kilomètres de diamètre ; Mercure n'en a que 4,839. Après Mercure viennent les satellites des planètes ; puis les petites planètes qui circulent entre la Terre et Mars, et dont les moindres n'ont pas plus de 10 kilomètres de rayon. Il en existe probablement de plus minimes encore. Enfin au dernier rang on peut placer les météorites, bolides ou étoiles filantes. Les bolides et les étoiles filantes pénètrent dans notre atmosphère et tombent même quelquefois sur la Terre. On les désigne alors sous le nom d'aérolithes. La chute d'un grand nombre d'aérolithes a été officiellement constatée, et le Muséum d'histoire naturelle, à Paris, possède 240 échantillons de ces pierres de l'air, dont les poids vont depuis 1 gramme jusqu'à 15.000 kilogrammes.

Outre ces corps qui sont le résultat de la désagrégation spontanée des corps célestes, et dont les plus petits ont des dimensions appréciables à l'œil nu, il se trouve encore dans le monde interplanétaire, des particules matérielles plus infimes, qu'on peut considérer comme le dernier terme de la division mécanique des solides : c'est la matière cométaire. La présence dans l'espace universel de tous ces corps, dont les volumes varient depuis l'infiniment grand jusqu'à l'infiniment petit, donnerait à penser, sans autre preuve, qu'il existe dans notre atmosphère, des particules extra-terrestres, cosmiques, analogues aux poussières d'origine tellurique. Cela est d'autant plus admissible que les bolides, au moment de leur inflammation, y laissent des produits de combustion fréquemment visibles sous la forme de nuages de fumée. Cependant la question a été fort controversée. Arago,

Ehrenberg, Daubrée, Tissandier, Nordenskiold, Sylvestri, Thompson admettent l'existence de poussières cosmiques dans l'air ; mais de Lasaulx, Flogel et d'autres pensent que toutes les poussières atmosphériques sont d'origine terrestre.

Voici à ce sujet, l'opinion de M. Daubrée. « Il est des poussières qui, incontestablement, nous arrivent de régions tout à fait étrangères à notre globe. A ce point de vue, les météorites charbonneuses d'Orgueil nous fournissent un premier document intéressant. Elles sont si friables, qu'elles se réduisent en poudre sous la simple pression des doigts, et qu'elles se seraient probablement pulvérisées dans leur trajet si la croûte formée par la chaleur développée à leur entrée dans l'air ne les avait entourées et protégées. De plus, dès que les aérolithes de cette espèce sont mouillés par une faible quantité d'eau, ils se désagrègent complètement et se réduisent en particules extrêmement fines par suite de la dissolution des sels alcalins qui en forment comme le ciment. D'après cette propriété, si le ciel avait été pluvieux, ou si une couche de nuages donnant de l'eau s'était rencontrée sur le passage des météorites d'Orgueil, celles-ci auraient disparu dans leur trajet, et au lieu de les recueillir, on n'aurait pu observer à la surface du sol qu'une boue visqueuse et noire.

Mais c'est habituellement dans des circonstances tout autres, et sans l'intervention de l'eau, que l'on saisit l'arrivée de poussières extra-terrestres. Dans leur parcours, les bolides à météorites sont suivis d'une traînée d'abord brillante, puis obscure, comme celle qui paraît après la combustion d'une pièce d'artifice. Elle prend et conserve, pendant un temps plus ou moins long, la disposition de la trajectoire en se substituant au sillon lumineux. Cette sorte de queue est due sans doute à des parcelles détachées du bolide, qui restent en suspension dans l'atmosphère et sont peu à peu dispersées par les courants aériens. Ces poussières se produisent surtout au moment et comme une conséquence des détonations ; alors elles forment souvent de petits nuages d'un aspect particulier tels qu'on en vit lors de la chute de l'aérolithe de Laigle, d'après le récit de Biot. De même le bolide qui fournit les météorites d'Orgueil s'ouvrit en une gerbe d'étincelles, comme un bouquet de fusées ; puis il laissa derrière lui une queue lumineuse qui se transforma bientôt en une nébulosité persistante et en nuages cotonneux d'une durée de huit à dix minutes. Dans ces deux cas, il s'agissait de météorites pierreuses. L'arrivée des masses de fer est accompagnée d'une fumée opaque et noire moins abondante. Ainsi au moment de l'apparition de l'holosidère de Hraschina, en Bohême, un nuage prit naissance à la suite d'une explosion et persista, dit-on, pendant trois heures et demie.

Quelle est l'action qui peut s'exercer si énergiquement sur le bolide, et lui arracher, avec une telle rapidité, une partie de sa substance à l'état de poussières et de menus débris ?

La réponse se trouve dans les expériences que j'ai faites à l'aide des gaz explosifs en vue d'imiter les cupules des météorites. Des masses gazeuzes, douées d'une énorme pression, provoquent sur les corps solides qu'elles choquent une pulvérisation presque instantanée. C'est ce qui doit arriver aux bolides pendant qu'ils traversent notre atmosphère. Ajoutons qu'ils contiennent du fer métallique, du nikel, du soufre du phosphore, quelquefois du charbon ; ces corps, après avoir contribué, par leur combustion dans l'air, à la chaleur et à l'éclat qui ne font jamais défaut, ont aussi une part dans la production du nuage qui ne tarde pas à se montrer. A en juger par la persistance de la fumée, et par l'espace qu'elle occupe dans le ciel, on doit conclure que les bolides fournissent à notre atmosphère des quantités très-considérables de poussières métalliques et pierreuses.

Les objections formulées par quelques savants contre l'origine cosmique de certaines poussières sont basées sur ce que le fer nikelifère et cobaltifère qu'elles contiennent peut provenir de roches volcaniques décomposées. On ajoute encore que ce fer est fourni en abondance à l'état de poussières par les hauts fourneaux et par les foyers de nos usines, et que c'est de là que les grands vents l'ont transporté dans l'atmosphère. Ces objections paraissent détruites par des faits authentiques. D'abord on a trouvé de ces poussières d'origine contestée dans la vase draguée aux plus grandes profondeurs de l'Atlantique et du Pacifique : cela ne permet guère de soutenir qu'elles proviennent de régions industrielles, D'autre part, si quelques-uns des granules ainsi extraits des vases de l'Océan sont encore attachés à des fragments vitreux démontrant leur origine volcanique, il y en a d'autres, parfaitement isolés, que des propriétés essentielles distinguent des poussières terrestres : leur noyau, formé de fer allié au cobalt et au nikel, est recouvert d'un enduit noir et brillant d'oxyde magnétique qui confirme l'origine cosmique. Enfin et surtout, on y trouve d'autres sphérules qui ne sont autre chose que des *chondres*, tout-à-fait identiques, pour la forme et pour la structure, aux chondres qui abondent dans les météorites et qui n'existent dans aucune roche terrestre. Il y a bien plus. Le Dr Hann, dans son livre : « *Die Meteorite (Chondrite) und ihre Organismen* », a conclu à la présence de débris organiques extra-terrestres dans certaines météorites dont il a fait l'analyse. Cette assertion, reçue d'abord en France avec une grande incrédulité, combattue ensuite par C. Vogt, a été confirmée depuis par le célèbre naturaliste Darwin.

D'ailleurs, s'il était possible de ne s'en rapporter qu'aux probabilités, on admettrait sans peine qu'il doit exister des poussières extra-terrestres dans l'atmosphère. Il suffit, pour s'en convaincre, de déterminer approximativement le nombre des météorites de toutes dimensions qui y pénètrent, qui s'y enflamment et qui y laissent par conséquent des produits de leur combustion. Le Dr Schmidt, d'Athènes, a reconnu qu'un groupe d'observateurs attentifs, observant dans la même station, peuvent voir apparaître 84 météores lumineux dans l'intervalle d'une heure, par une nuit quelconque, étoilée, mais sans lune. Or le professeur Newton et d'autres astronomes ont établi que le nombre des météores visibles de tous les points de la terre est 10.000 fois plus grand que celui qu'on constate d'une seule station. Il en résulte qu'en 24 heures il ne tombe pas moins de 20.000.000 de météores à la surface de la terre. Dans ce nombre ne sont pas compris les météores de faible intensité lumineuse. qu'on peut voir au télescope. mais qu'il est impossible de distinguer à l'œil nu. En tenant compte de ces derniers, on arrive au chiffre de 400.000.000 de météorites pénétrant plus ou moins chaque jour dans notre atmosphère. Il semble donc logique et rationnel d'en conclure qu'il y a des poussières cosmiques dans l'air, et que leur rareté n'est que relative, à cause de l'extrême abondance des poussières terrestres.

CIRCULATION GÉNÉRALE DES POUSSIÈRES DANS L'ATMOSPHÈRE

Parmi les poussières qui sont lancées dans l'atmosphère sous l'action des diverses causes que nous avons décrites, les plus lourdes retombent assez vite à la surface du sol ou au moins dans son voisinage. C'est ainsi que M. Tissandier a trouvé que la couche d'air qui s'élève jusqu'à cinq mètres au-dessus du Champ-de-Mars, à Paris, contient, par un temps clair et calme, un minimum de 15 kilos de poussières, dont 25 à 34 0/0 de matière organique, et 75 à 26 0/0 de matière minérale. Mais les particules poussiéreuses les plus légères restent en suspension dans les couches plus élevées et circulent alors sous l'influence des grands courants aériens. Il nous suffira donc de rappeler brièvement quels sont les vents principaux qui agitent l'atmosphère pour faire connaître la circulation générale des poussières elles-mêmes.

Les observations recueillies sur toute la surface de la terre ont établi que les grands mouvements dont l'atmosphère est le siège peuvent, dans leur ensemble, être caractérisés de la manière suivante :

1° Un peu au Nord de l'Équateur, il existe une zone de calmes ou de brises légères qui a, suivant la saison de l'année, 50 ou 200 lieues de diamètre. On l'appelle la région des calmes équatoriaux.

2° De part et d'autre de cette bande se trouvent les deux zones dites des *Vents alisés*. Ces derniers sont des vents réguliers qui soufflent du Nord-Est dans l'hémisphère nord, du Sud-Est dans l'hémisphère sud, avec une force constante et modérée, en convergeant vers la région des calmes équatoriaux.

3° De chaque côté des Alisés, vers le 30e degré de latitude nord et vers le 30e de latitude sud, se trouvent les *Calmes tropicaux*, occupant deux autres bandes, accidentellement parcourues par des cyclones d'une extrême violence.

4° Au-delà, dans les deux hémisphères, deux vastes courants qui s'étendent au-dessus des pays à climat tempéré, en marchant de l'Ouest à l'Est. Cest deux courants sont très irréguliers et troublés, dans leurs parcours, par des tempêtes à mouvement gyratoire plus ou moins accusé. Ce sont ces tempêtes que l'on désigne communément sous le nom de dépressions ; elles ne sont autre chose que des cyclones de grand rayon.

5° Enfin, dans certains pays, et surtout dans ceux qui présentent de vastes déserts à proximité des mers, il existe des *moussons* ou *vents alternés* qui soufflent,, pendant l'été, de la mer vers les terres, et durant l'hiver, des terres vers la mer.

Les différentes poussières suivent évidemment ces courants qui contribuent à les diluer, à les répandre partout, et même à les maintenir en suspension dans l'air. D'après les expériences d'Aitken, les poussières se comportent aussi, dans l'atmosphère, à la façon des limons dans la mer, dans les fleuves et les rivières. Elles se déposent abondamment dans les régions au-dessus desquelles règnent le calme ou des vents très variables : les remous aériens ont ainsi leurs alluvions comme les remous de nos cours d'eau. Mais les grands courants atmosphériques de force régulière et de direction presque constante les soutiennent et les entraînent fort loin.

Il est d'ailleurs à peu près certain qu'au delà de l'altitude à laquelle se produit habituellement la condensation de la vapeur d'eau en pluie, et surtout dans les très hautes régions où l'air est presque d'une sécheresse absolue, les plus fines poussières doivent circuler pendant un temps pour ainsi dire infini, et ne descendre qu'exceptionnellement vers les couches inférieures. A ce sujet, le professeur Langley rapporte plusieurs observations faites par lui-même ou par d'autres savants.

Pendant l'hiver de 1878, se trouvant au sommet de l'Etna, à trois ou quatre journées de marche des terrains cultivés, il fut surpris de voir que l'atmosphère, qui semblait pure à l'œil nu, paraissait au contraire inondée de poussières quand il l'examinait au télescope. Le fait était d'autant plus extraordinaire qu'il se produisait à une hauteur très grande, dans une contrée où le ciel est toujours extraordinairement limpide et dans le voisinage de solitudes couvertes de neiges et de laves.

Lors d'une ascension au mont Withney (4.575 mètres), situé dans la partie aride de la Californie, il observa au-dessous de lui une couche immense de poussières denses, qui cachait les sommets environnants, et qui réfléchissait une lumière nettement rouge. L'origine de ces poussières ne pouvait être expliquée par aucune des causes ordinaires connues, car elles paraissaient constituer une atmosphère poussiéreuse continue qui enveloppait tout le pays et peut-être même la terre entière. En effet, lorsque M. Langley eut atteint l'ombre du dernier sommet qui lui cachait le soleil, il voyait encore, dans une direction tangentielle à cet astre, une myriade de poussières qui lui parurent excessivement élevées.

L'existence de cette couche de poussière est d'ailleurs permanente ou au moins très fréquente dans la région, puisque sur le même mont Withney, elle avait déjà été observée par l'éminent géologue King qui attribua son origine aux Sables des déserts de l'Asie Centrale.

Dans l'étude qu'il en a faite, Langley croit pouvoir conclure qu'il existe, à partir de 5.000 mètres d'altitude, une strate plus ou moins continue de poussières qui entoure la terre.

Elle serait alimentée par les poussières du sol et par celles que produisent les météorites lorsque ces dernières s'enflamment en traversant notre atmosphère.

Cette conclusion paraîtra d'autant plus vraisemblable que la très lente chute des particules solides qui composeraient cette couche doit être fortement combattue et même annihilée par l'action calorifique du soleil. Les rayons solaires ont en effet, à cette hauteur, une radiation puissante, bien supérieure à celle qu'ils possèdent à la surface de la terre, et l'on conçoit très bien que la chaleur emmagasinée par chaque grain de poussière puisse créer à celui-ci. grâce à l'air adhérent. une petite atmosphère plus chaude et moins dense que l'air ambiant. Cette poussière s'élèverait donc alors pendant le jour, à la façon d'un microscopique ballon et ne pourrait redescendre que pendant la nuit, en l'absence du soleil. Il en résulterait donc, pour elle, au lieu d'une chute continue, de simples oscillations autour d'un niveau moyen, plus ou moins variable, suivant la saison et la latitude.

VARIATIONS DU NOMBRE DES POUSSIÈRES ATMOSPHÉRIQUES

Les chiffres que nous avons donnés jusque-là, tant pour le nombre des poussières en général, que pour celui des moisissures et des bactéries, se rapportent à des situations normales, ou correspondent à des moyennes déduites d'expériences multiples. Mais d'une époque à une autre, aux différentes heures d'une même journée, la quantité et la nature des poussières peuvent varier sous l'influence de diverses causes que nous allons énumérer brièvement.

INFLUENCE DU SOLEIL

Le soleil est au fond, l'unique agent de diffusion et de multiplication des poussières, puisque c'est lui qui est la cause première de tous les mouvements à la surface de la terre. Mais nous ne voulons parler que de son action directe, de celle qui se manifeste immédiatement lorsque ses rayons échauffent une région de l'air. Ce qui se passe dans l'intérieur d'un appartement où pénètre un rayon de soleil permet de se faire une idée de ce qui s'accomplit dans l'atmosphère : un courant ascendant, visible par les poussières fortement éclairées qu'il entraîne, prend naissance aux endroits frappés par le rayon solaire; un régime variable de circulation s'établit, et les poussières vont en somme se réunir en plus grand nombre là où l'air chaud les conduit, c'est-à-dire près du plafond de la chambre considérée. C'est pour cela qu'Aitken a trouvé 1.860.000 poussières par centimètre cube d'air au milieu d'une pièce, tandis qu'il en a constaté 5.420.000 vers le plafond.

Des courants ascendants s'établissent aussi

dans l'atmosphère, et y produisent des effets analogues, comme l'a constaté M. Rankin au sommet de Ben-Nevis. Ses expériences ont montré que dans les régions élevées de l'air, il y a un maximum quotidien de poussières pendant l'après-midi, au moment des courants ascendants créés par le soleil, et un minimum le matin, après que les courants descendants nocturnes ont ramené une partie des poussières vers la surface terrestre. Du sommet du Puy-de-Dôme, par les chaudes journées d'été, on peut voir nettement le phénomène. L'air semble pur dans le voisinage de l'observateur, mais à partir d'une certaine hauteur, tout autour de l'horizon, les objets éloignés sont plus ou moins voilés, et quelquefois complètement cachés. L'extrême sécheresse de l'air, à ce moment, éloigne toute idée de brouillard aqueux, et ne laisse subsister que celle d'un nuage de poussières. C'en est un, en effet, qu'on voit s'élever de plus en plus jusque dans l'après-midi, et qui s'abaisse rapidement au coucher du soleil. Ce phénomène doit être général, et se produire dans tous les pays de la terre; mais il est naturellement plus accentué dans les pays chauds et secs : c'est la *fumée d'horizon*; c'est probablement aussi la *Callina* des Espagnols et le *Qobar* des Abyssiniens.

Dans les régions tempérées, le coucher du soleil est ordinairement suivi, quand le ciel est pur, d'un brusque refroidissement de l'air. Au printemps et en automne, il en résulte souvent une condensation de vapeur d'eau suffisante, pour amener la chute d'une partie des poussières atmosphériques, inertes ou vivantes. C'est ce qui explique, d'aprés le Dr de Valcourt, pourquoi l'heure du coucher du soleil est malsaine, dangereuse pour tous et *à fortiori* pour les malades.

INFLUENCE DE LA TEMPÉRATURE

Par elle-même, la température a peu d'action sur le nombre des germes vivants et surtout sur celui des poussières quelconques en suspension dans l'air. Son influence est subordonnée à l'état de sécheresse ou d'humidité du sol et des objets qui peuvent émettre des détritus poussiéreux. Cependant, outre l'effet qu'elle détermine en contribuant à la prolifération des germes quand les autres conditions sont favorables, elle contribue à diffuser les différentes poussières dans l'atmosphère, en les entraînant à l'aide des courants ascendants qu'elle fait naître dans l'océan aérien. C'est un résultat analogue à celui que nous venons d'attribuer aux rayons solaires.

INFLUENCE DE LA SÉCHERESSE ET DE L'HUMIDITÉ

La sécheresse et l'humidité ont, sur le nombre des poussières, organiques ou inorganiques, une influence largement prépondérante. Le chiffre général des germes et des poussières quelconques devient très faible dans l'air pendant les périodes pluvieuses et humides, surtout lorsque les pluies se succèdent à des intervalles assez courts pour que le sol et les objets producteurs de poussières n'aient pas le temps de se dessécher. Au contraire, leur nombre augmente et devient cinq ou six fois plus grand durant les périodes de beau temps et de sécheresse.

A cette relation générale, il convient d'ajouter deux remarques importantes : 1° après 15 jours ou trois semaines de beau temps sec, le nombre des germes vivants diminue au lieu de continuer à augmenter, parce que la dessiccation prolongée que subissent les spores et les bactéries les empêche de se multiplier ; 2° les spores de cryptogames sont surtout abondantes au début des périodes pluvieuses de l'été, alors justement que les bactéries et les poussières inertes deviennent moins nombreuses. C'est un fait qu'on trouvera tout naturel, si l'on songe combien les moisissures de toute espèce ont besoin d'humidité pour naître, vivre et se reproduire. Aussi toute pluie qui survient par une température suffisamment élevée provoque un rajeunissement des vieilles spores cryptogamiques qui fructifient rapidement ; alors les innombrables semences qu'elles ont produites et qui sont placées au sommet de filaments très ténus, sont facilement entraînées par les vents dans l'atmosphère.

INFLUENCE DES SAISONS

En général, le chiffre des bactéries et des poussières quelconques, peu élevé en hiver, croît au printemps, reste grand en été, et s'abaisse avec rapidité à la fin de l'automne.

INFLUENCE DE LA FORCE DU VENT

La force du vent n'est pas non plus sans influence sur le nombre des différentes poussières. Son action est faible, et même peu appréciable, quand le sol est humide; mais elle devient très efficace lorsque la surface de la terre est sèche et friable.

INFLUENCE DE LA DIRECTION DU VENT

La direction du vent ne paraît avoir d'influence sur la quantité des poussières que lorsqu'on tient compte en même temps de l'état de sécheresse du sol ; alors les vents de la région Est l'emportent de beaucoup sur les autres parce qu'ils coïncident plus fréquemment avec le beau temps. Toutefois, pour un lieu déterminé, la direction du vent a une influence considérable s'il se trouve dans le voisinage, un foyer de microbes, une grande ville, par exemple. Les expériences faites par le Dr Miquel l'établissent d'une manière fort nette pour l'Observatoire de Montsouris, situé tout près des fortifications de Paris, entre Montrouge et Gentilly, presque exactement au Sud de notre capitale. Toutes choses égales d'ailleurs, la force du vent étant la même, l'époque des expériences également éloignée d'une période humide, on a toujours récolté d'autant plus de germes à Montsouris que les courants aériens qui y passaient à ce moment avaient auparavant traversé Paris dans une plus grande longueur. C'est ainsi que le vent du Sud, qui vient de la banlieue et de la campagne, fournit en moyenne seulement 42 microbes par mètre cube d'air, tandis que le vent du Nord en apporte 124, et le vent du Nord-Est 152. C'est un exemple frappant de la contamination de l'air par le seul fait de son passage au-dessus ou au travers des agglomérations humaines.

On peut mettre en relief l'importance de cette contamination par un calcul très simple. En supposant la vitesse moyenne du vent égale à 4 mètres par seconde, ce qui est à peu près la réalité, une masse d'air traverse Paris en une demi-heure, et triple pendant le trajet le chiffre des microbes qu'elle contient. Or, l'infection microbienne de l'atmosphère de Paris étant permanente, puisqu'elle reste en moyenne chargée de 500 milliards de germes en ne considérant qu'une couche d'air de 20 mètres de hauteur, il en résulte que le nombre des microbes que le vent en enlève chaque jour pour les répandre dans la campagne environnante atteint le total prodigieux de 40 milliards.

INFLUENCE DE LA PLUIE ET DE LA NEIGE

Les chutes de neige et de pluie ont sur l'atmosphère, au point de vue des poussières quelconques, une action éminemment épuratrice. Mais les pluies intermittantes qui se succèdent assez rapidement pour que le sol n'ait pas le temps de se dessécher, ont, surtout sous le rapport des poussières organiques, une influence effective incomparablement supérieure à celle des pluies d'orages les plus copieuses, si ces dernières sont suivies presque aussitôt d'une période de beau temps.

ORIGINE DES BACTÉRIENS DE L'AIR DES VILLES

L'existence de foyers microbiens augmente considérablement le nombre des microbes dans l'atmosphère ambiante. Il est donc intéressant de connaître quels sont les milieux les plus favorables à la production et à la multiplication de ces dangereuses poussières vivantes. Sur ce sujet, nous ne pouvons faire mieux que reproduire l'opinion du Dr Miquel qui étudie depuis plus de vingt ans les microbes de l'atmosphère de Paris.

Après avoir établi, par une série d'analyses effectuées au milieu du cimetière Montparnasse, que les cimetières, loin d'infecter l'air de germes nocifs, comme on l'a cru pendant longtemps, assainissent au contraire les villes au même titre que les jardins publics, les boulevards et les places spacieuses, le Dr Miquel a été amené aux conclusions suivantes.

Les bactériens de l'air des villes pourraient avoir trois sources principales : la campagne, l'intérieur des habitations, le sol des rues.

Le contingent des germes entraînés de la campagne à Paris, par les vents, est toujours très faible, et ne dépasse jamais la dixième partie de ceux qu'on trouve dans la rue de Rivoli pour un même volume d'air; cette origine doit donc être éliminée.

L'intérieur des appartements est, il est vrai, très riche en microbes ; mais dans les maisons neuves, leur nombre ne dépasse guère celui qu'on constate dans les rues. D'autre part, chacun sait que par les grands vents, il suffit de laisser une fenêtre ouverte pendant quelques heures pour que les meubles de la pièce correspondante soient recouverts d'une couche de poussières visible à l'œil nu. Or, 1 gramme de cette poussière contient 1 million de bactériens, tout autant qu'un gramme de terre fine, sans graviers, prise près de la surface du sol. C'est donc surtout cette poussière qui fournit la population microbienne des appartements. D'un autre côté, le nettoyage quotidien, les courants d'air qui circulent sans cesse dans nos maisons par des causes multiples, arrivent à diffuser tellement les poussières qui s'y trouvent, que celles-ci finissent par regagner leur *réservoir commun* qui est le sol, ou, en attendant, l'atmosphère extérieure. En somme, les locaux habités, quand ils sont bien tenus, ne font que rendre à l'extérieur les bactériens qu'ils en ont reçus.

On est alors amené à admettre que la majeure partie des microbes qui pullulent dans l'atmosphère de Paris proviennent de la boue triturée et desséchée des voies de circulation.

Comme précautions principales à prendre pour diminuer la multiplication et la diffusion des microbes, le Dr Miquel recommande : 1° de conduire à l'égoût à couvert et par la voie la plus courte, sous l'impulsion d'une masse d'eau suffisante, les eaux ménagères et les déjections de toute espèce ; 2° de supprimer les pavés et de recouvrir le sol des rues d'une couche continue d'asphalte qu'on laverait plusieurs fois par jour pendant les sécheresses, en renonçant absolument au balayage à sec.

INFLUENCE DES POUSSIÈRES SUR LA SANTÉ

Les poussières de l'air peuvent avoir sur la santé de l'homme : 1° une influence physique ; 2° une influence physiologique ; 3° une influence toxique. La première appartient à toutes les poussières ; la seconde aux poussières vivantes ; la troisième aux poussières industrielles.

Influence physique des poussières sur la santé

Grâce à leur finesse et à leur légèreté, les poussières sont facilement entraînées par l'air dans toutes les cavités internes de notre corps. L'humidité superficielle des muqueuses les fait adhérer partout où elles sont arrêtées par le moindre repli, par le plus faible accident de surface. De là, elles s'insinuent, dit M. Poincaré dans son *Traité d'Hygiène* auquel nous faisons de larges emprunts, jusque dans les profondeurs des organes les plus cachés, et même à l'intérieur des glandes les plus microscopiques. Elles arrivent à s'infiltrer dans les tissus eux-mêmes, surtout dans les ganglions où elles pénètrent avec le torrent lymphatique.

L'organe pulmonaire est naturellement le plus menacé à cause de l'énorme circulation d'air dont il est le siège. Là, les poussières commencent par irriter la muqueuse du pharynx et provoquent bientôt une toux spasmodique. Alors il n'est pas impossible que les poussières soient expulsées par les sécrétions glandulaires qui deviennent plus abondantes ; mais lorsque l'irritation se répète ou se prolonge indéfiniment, il en résulte aussi quelquefois une origine granuleuse chronique. Dans les bronches, le contact des poussières cause une inflammation progressive, à forme catarrhale, qui a souvent pour conséquences l'obstruction de quelques vésicules, qui amène quelquefois de l'emphysème, et qui peut même se transformer en sclérose ou en pneumonie caséeuse.

On admet généralement qu'il n'y a que les poussières minérales qui réussissent à pénétrer ainsi dans l'organisme humain. C'est une croyance erronée. Les poussières végétales s'y introduisent aussi ; seulement ces dernières sont presque toujours détruites avant d'avoir pu déterminer une altération grave des tissus.

Sur la peau, les poussières forment, avec les

sécrétions qui s'y étalent, des enduits plus ou moins persistants qui occasionnent des démangeaisons, de l'érythème, et qui offrent en même temps un terrain favorable à la multiplication des spores de cryptogames charriées par l'atmosphère. — Aux yeux, elles déterminent des orgelets, des blépharites ciliaires et des conjectivites. — Les effets qu'elles produisent sur les voies digestives sont plus difficiles à apprécier, mais il est très probable qu'elles sont la cause de beaucoup de dyspepsies et de catarrhes stomacaux.

Influence physiologique des poussières sur la santé

INFLUENCE DES SPORES DE CRYPTOGAMES

Il est certain que les diverses spores de cryptogames qui peuvent s'introduire dans notre organisme ne sont pas toutes d'une innocuité complète au point de vue physiologique. Il suffit, pour le prouver, de rappeler que les lapins sont tués en quelques jours par l'inoculation de l'*Aspergillus niger* ; que le bœuf est fréquemment sujet à une tumeur causée par l'*Actinomyces bovis* ; que le *muguet* ou stomatite crémeuse est occasionné par le *Saccharomyces albicans*. Depuis longtemps le Dr Miquel avait signalé l'apparition du muguet dans la bouche des jeunes enfants ou dans les voies respiratoires des mourants, pour établir que les moisissures font aussi partie des parasites prêts à envahir notre organisme dès que celui-ci présente des points vulnérables. Il en avait conclu que toute maladie qui dépend d'une végétation à spores légères doit être considérée comme contagieuse à distance. Cependant, il faut ajouter que le rôle le plus apparent des cryptogames dans la nature, consiste à nous débarrasser d'une foule de substances mortes qui ne tarderaient pas, sans leur intervention, à encombrer la surface du sol.

INFLUENCE DES BACTÉRIENS

On admet, en général, que les maladies infectieuses et épidémiques se transmettent au loin par les eaux potables et par les rivières. Il est certain que les déjections des cholériques et des typhoïdiques jetées dans les cours d'eau directement ou par les égoûts, propagent la maladie sur les bords de ces cours d'eau. On a constaté, en effet, que dans l'Inde, le choléra et la peste frappent surtout les habitants riverains des fleuves et des rivières.

C'est aussi ce que M. Bouveret a constaté en étudiant la propagation de l'épidémie cholérique de 1884 dans le département de l'Ardèche : l'épidémie a avorté dans les villages qui possédaient des fontaines jaillissantes dont l'eau était captée à la source même ; elle s'est développée, au contraire, dans les agglomérations où l'eau de rivière servait aux usages domestiques.

Il est également admis que les germes efficaces des épidémies lointaines sont apportées par les voyageurs, les vaisseaux, les wagons et les marchandises qui arrivent des localités infestées. Les bons résultats produits par les quarantaines, par les cordons sanitaires et par les opérations de désinfection, en témoignent avec autant de puissance que les désastreuses conséquences d'une libre circulation. Toutefois, comment expliquer l'apparition brusque et sporadique des maladies infectieuses dans les pays montagneux, alimentés par l'eau des glaciers et des neiges, à peu près isolés au point de vue commercial du reste de la terre, alors qûe des villes importantes, traversées par des rivières, sont épargnées ou à peines atteintes? Il faut bien reconnaître que les germes morbides charriés par l'atmosphère, peuvent intervenir dans cette propagation anormale, et qu'ils en expliquent les cas les plus extraordinaires. S'il y a peu de chances pour qu'un germe infectieux, considéré isolément, et entraîné au loin par les vents, soit respiré par un être humain et devienne un foyer de pestilence; il n'en est pas moins vrai que les microbes sont répandus partout au moyen des courants atmosphériques, comme les autres poussières, et que les crues bactériennes correspondent à un accroissement de la mortalité. D'ailleurs il faut reconnaître encore que si les bactéries sont beaucoup moins nombreuses dans l'air que dans les eaux, le volume d'air qui circule dans nos poumons est incomparablement supérieur au volume d'eau qui pénètre dans notre appareil digestif et qu'une certaine compensation s'établit ainsi.

Pour M. Pettenkofer, c'est surtout par les poumons que les microbes pénètrent dans notre organisme. Le filtre naturel constitué par la cavité nasale, l'épithélium à cils vibratifs qui tapisse la trachée et les bronches n'empêchent pas toujours les germes d'arriver jusqu'aux alvéoles dont la surface épithéliale est très vulnérable. — Alors la prolifération des microbes ne dépend plus que de la lutte qu'ils ont à soutenir contre les phagocytes pulmonaires.

Quand la maladie s'est déclarée dans une ville, elle y fait des progrès qui peuvent dépendre avant tout de la fréquence des relations entre les habitants, car le contact direct avec une personne contaminée est certainement la principale cause de la diffusion de l'épidémie. Mais les germes infectieux peuvent encore nous atteindre de trois façons générales : en pénétrant dans l'appareil pulmonaire avec l'air que nous respirons ; en s'introduisant dans les voies digestives avec les aliments que nous absorbons ; plus rarement en s'insinuant dans une plaie accidentelle ou chirurgicale. On se met dans une certaine mesure à l'abri des microbes contenus dans l'eau en filtrant celle-ci ou en la faisant bouillir ; on se protège assez efficacement contre ceux que renferment les aliments solides en ne mangeant que des mets bien cuits ; mais il est beaucoup plus difficile de se soustraire à l'action des germes vivants que l'air entraîne partout avec lui. D'ailleurs, au moment des épidémies, le balayage et le nettoyage des appartements centuplent les germes nocifs de l'atmosphère, et grandissent outre mesure le rôle actif de l'air qui transporte alors les maladies infectieuses d'étage en étage, de maison en maison, de rue en rue, de quartier en quartier.

Klebs a constaté dans la ville de Zurich, au cours d'une épidémie de diphtérie, que les nouveaux cas éclataient le lendemain des jours de balayage général, et qu'ils se développaient surtout le long du chemin suivi par les tombereaux qui transportaient les immondices. Aussi, contrairement à M. Brouardel qui affirme que l'eau est le principal véhicule de la fièvre typhoïde, MM. Arnoud et Rochard, soutiennent que 99 fois sur cent, c'est par les voies respiratoires que la maladie se propage, lorsque la poussière inspirée contient quelque détritus désséché de l'expectoration d'un typhoïdique. Des expériences ont d'ailleurs démontré la réalité de ce genre de propagation pour un grand nombre de maladies.

D'après M. Lowson, de Hong-Kong, qui a soigné 5.000 cas de peste au cours des années 1894, 1895 et 1896, les poussières issues des objets contaminés par les pestiférés seraient certainement le véhicule du contage.

Du reste, même en temps ordinaire, l'air impur des villes est très dangereux. C'est pour cela que les médecins se hâtent d'envoyer à la campagne, et surtout dans l'atmosphère relativement pure des pays montagneux, les citadins débilités par un trop long séjour dans un milieu malsain. Les villes, en effet, sont les grands foyers producteurs de microbes, pathogènes ou autres, et nous avons dit plus haut, quel est le nombre effroyable de bactéries que les vents arrachent chaque jour à Paris pour les répandre dans la campagne environnante. Leur source inépuisable est le sol des voies publiques qui en est alimenté par les immondices et les détritus de toute sorte que l'on jette à la voirie. Lorsqu'on inocule des cobayes avec de la terre des rues, le nombre des animaux qui contractent des maladies infectieuses est plus considérable que lorsqu'on fait l'inoculation avec le liquide le plus riche en bactéries pathogènes. La variété des maladies inoculées est grande. Elle le serait encore davantage sans la prédominance du vibrion septique et du microbe du tétanos ; car l'action de ceux-ci est si rapide qu'ils amènent fréquemment la mort de l'animal avant que les autres germes infectieux aient eu le temps de manifester leur présence. La couche terrestre bactérifère dont la richesse diminue rapidement avec la profondeur, peut atteindre trois mètres. Près de la surface du sol, là où vivent surtout les microbes nocifs, un gramme de terre fine contient plus d'un million de germes dont les neuf dixièmes sont des bacilles. La plupart ne sont pas pathogènes ; toutefois ils quittent probablement leur état neutre pour devenir nuisibles et virulents sous l'influence de conditions nouvelles, encore inconnues, qu'ils peuvent trouver dans notre organisme. D'ailleurs, les microbes directement offensifs y existent en extrême abondance et y pullulent avec une grande rapidité quand ils n'ont pas à lutter contre les saprophites qui leur disputent l'espace et la nourriture. A ce sujet, M. du Mesnil a publié dans les *Annales d'Hygiène* de 1892, l'analyse d'un important mémoire de M. Manfredi, que l'on peut résumer ainsi :

Les expériences exécutées par M. Manfredi, ont établi que les immondices des rues contiennent réellement une foule de germes pathogènes pour l'homme. On y rencontre les microbes du tétanos, de l'œdème malin ou septicémie gangréneuse, de la tuberculose, du typhus, de la diphtérie et beaucoup d'autres. Ces microbes infectieux ne s'y conservent pas indéfiniment, car la sécheresse de l'air et du sol, et principalement la lumière solaire, détruisent rapidement leur virulence, surtout s'ils sont constitués par de simples organes de végétation, microcoques, bacilles et vibrions non sporulés. Cependant ils peuvent y vivre un temps assez long, variable selon les circonstances atmosphériques, dont la durée est de 2 à 3 mois pour les bacilles de la tuberculose ; —

de 1 mois pour les bacilles du typhus ; — de 15 jours pour ceux du choléra ; — de 20 à 30 jours pour les microbes du pus ; — de 2 à 20 jours pour ceux du charbon ; — de 15 jours pour ceux de la diphtérie ; — de 3 mois et plus pour ceux de l'érysipèle.

Ils conservent leur virulence plus longtemps encore s'ils ont été émis par les foyers microbiens à l'état d'organes de conservation et de reproduction, c'est-à-dire sous la forme de spores. S'ils échappent à l'action de la lumière du soleil, ils peuvent vivre plusieurs années. Toutefois, d'après M. Duclaux, la durée de la vie, pour les spores des germes vulgaires de l'atmosphère, ne dépasserait jamais 20 ans, même lorsque ces germes rencontrent les circonstances les plus favorables.

Il faut bien remarquer, en outre, que l'infection des rues est sans cesse renouvelée par les mêmes causes qui ont commencé à la produire, de sorte que les différents microbes pathogènes y sont réellement en permanence. La force vitale de l'organisme humain, aidée par des microbes non pathogènes, leucocytes ou phagocites, qui détruisent les germes virulents, triomphe ordinairement des attaques microbiennes; mais la lutte n'en existe pas moins, et elle est quelquefois fatale pour les personnes dont la constitution générale est affaiblie. Aussi, lorsque quelques jours de chaleur et de sécheresse ont facilité la pulvérisation des immondices et du sol des rues, les maladies infectueuses ordinaires: catarrhes, bronchites, pneumonies, etc., apparaissent avec une fréquence toute spéciale, surtout si les vents ont assez de force pour soulever les poussières, les disséminer dans l'air, et tout particulièrement si ce sont les vents d'Est ou de Nord-Est qui soufflent.

Dans une séance de la Société de Météorologie de Munich, le Dr Lang a montré que l'épidémie d'influenza de l'hiver 1889-90 s'est propagée dans des conditions atmosphériques à peu près analogues, avec sécheresse et vents d'Est persistants, et que sa disparition a coïncidé avec le retour des vents d'Ouest et des pluies. Cette épidémie de grippe, qui a débuté en Russie, s'est répandue avec une telle rapidité dans le reste de l'Europe et même en Amérique, qu'il n'est guère possible d'expliquer sa généralisation par le contact d'homme à homme. Il est donc à présumer que c'est la persistance des vents d'Est qui a favorisé son extension rapide vers les contrées de l'Ouest. D'autant plus que si les vents très variables ne font que raréfier les poussières microbiennes de l'air en les disséminant dans un espace infiniment grand, les vents de direction constante qui traversent une région infectée transportent au contraire les poussières qui en proviennent, sans diminuer beaucoup leur densité première.

Ce n'est pas d'ailleurs dans ces seules conditions que l'on peut admettre l'intervention des courants atmosphériques dans la propagation des maladies infectieuses, et jusque-là on a un peu trop restreint le mode d'action de ces courants. On ne tient compte en effet, que des vents horizontaux et inférieurs, comme on l'a fait longtemps pour la météorologie elle-même ; et alors, quand une épidémie apparait sur des points différents. éloignés les uns des autres, avec de grandes solutions de continuité dans son aire d'action, on en conclut que l'atmosphère n'a pas servi d'intermédiaire à sa propagation. Cette manière d'envisager les faits n'est pas exacte, parce qu'elle néglige une partie importante de la circulation atmosphérique, celle qui s'effectue de bas en haut par l'intermédiaire des cyclones, et de haut en bas par les anticyclones. Il est parfaitement démontré aujourd'hui : 1° que dans un cyclone (aire de basses pressions) les vents convergent vers le centre du tourbillon, et qu'ils s'élèvent ensuite vers les régions supérieures ; 2° que dans un anticyclone (aire de fortes pressions) l'air atmosphérique descend des couches élevées jusqu'à la surface de la terre, où il se répand en divergeant dans toutes les directions.

C'est par ce mécanisme, qu'une énorme masse d'air chargée de poussières, de germes morbides, etc., peut être enlevée du voisinage du sol, en Russie par exemple, et être ramenée à la surface terrestre dans une contrée de l'Europe occidentale. Les microbes qui envahiront ainsi cette contrée, pourront donc y développer les maladies infectieuses du pays d'origine, alors que les régions intermédiaires resteront indemnes. Les mouvements généraux de l'atmosphère s'effectuant avec une grande vitesse de translation de l'air, et surtout avec de très rapides changements dans la répartition de la pression barométrique, deux ou trois jours suffisent pour que la propagation d'une épidémie soit accomplie à de très grandes distances.

Cette conception n'est pas une simple hypothèse, car les expériences faites au sommet de

Ben-Nevis, en Ecosse, ont démontré qu'il existe réellement des relations très nettes entre le nombre des poussières atmosphériques et l'apparition des cyclones ou des anticyclones dans le Nord-Ouest de l'Europe.

Action toxique des poussières industrielles sur la santé

Les poussières toxiques, qui ont presque toutes une origine industrielle, joignent aux inconvénients et aux dangers des poussières ordinaires, d'autres dangers beaucoup plus grands, que M. Poincarré expose, pour chaque industrie, dans son *Traité d'Hygiène*. D'abord l'acidité ou l'alcalinité de ces poussières donne naissance à une énergique action locale qui a toujours pour conséquence une vive inflammation, et quelquefois la mortification du tissu cutané. Mais leur action générale surtout est dangereuse, car elle aboutit fatalement à un empoisonnement cachectique qui est souvent irrémédiable, et qui est accompagné de maladies variées plus ou moins graves.

L'absorption des poussières toxiques, c'est-à-dire leur pénétration dans le sang, peut en effet s'effectuer par un grand nombre de points à la fois, car celles de ces poussières qui ne sont pas directement solubles, trouvent, dans la bouche et dans les bronches, des liquides qui préparent leur dissolution. Dans les glandes sébacées, elles forment même des combinaisons qui subissent l'endosmose. L'empoisonnement de l'organisme est mis en évidence par des symptômes qui varient avec la nature de la poussière toxique absorbée, mais qui ont cependant des caractères communs : chloro-anémie avec teinte cachectique, grand affaiblissement, dyspepsie, anhélation et palpitations.

On a imaginé différentes mesures pour protéger les ouvriers contre les poussières industrielles. L'aération naturelle par de larges fenêtres peut convenir pour éloigner des gaz et des vapeurs ; mais elle est insuffisante quand on veut se débarrasser des poussières solides. Il est alors nécessaire d'employer des ventilateurs.

Toutefois, la ventilation simple ne fait que

rejeter les poussières à l'extérieur, au grand détriment de l'hygiène publique. D'autre part, si cette ventilation s'étend sur une salle entière et à plus forte raison sur plusieurs salles à la fois, elle a le défaut de faire tournoyer les poussières; elle les agite plus qu'elle ne les enlève, et par conséquent augmente les dangers au lieu de les diminuer.

La seule solution pratique et efficace, c'est la ventilation partielle, spéciale et limitée à chaque machine productrice de poussières: on l'obtient en entourant cette machine d'une enveloppe hermétique soumise à l'action d'un ventilateur à aspiration qui conduit les poussières dans des chambres de dépôt où le courant cesse, ou bien où il se brise. On facilite en outre la chute des poussières dans les chambres de dépôt en y installant de nombreuses tablettes étagées, très rapprochées les unes des autres sur lesquelles on fait, en outre, couler une très mince nappe d'eau.

On peut compléter ces mesures préventives en munissant chaque ouvrier exposé aux poussières dangereuses, d'un masque spécial qui filtre l'air avant son arrivée dans le nez ou dans la bouche.

Poussières explosives

Certaines industries, qui comprennent une vaste installation et qui produisent de grandes quantités de poussières très fines, créent un danger tout spécial qu'on a longtemps révoqué en doute : celui d'explosions violentes, comparables à celles que l'on obtient avec la poudre à canon. Voici les faits qui ont établi la réalité de son existence.

En Amérique, au mois de décembre 1864, un meunier de l'Illinois constata qu'une partie du mécanisme de son moulin était obstruée par la poussière de farine qui s'y était accumulée. Il enleva cette farine ; mais le nuage de poussière que cette opération produisit s'alluma instantanément tout entier à la flamme d'une lampe. Une traînée de feu parcourut rapidement le moulin, et presque aussitôt une violente explosion détruisit tout l'édifice.

Un accident tout semblable survint dans les moulins de Saint-Louis en 1868, dans ceux de Berchay (Milwankeec) en 1869, dans ceux de Tradeston (Glascow) en 1872. A cette époque, le fait parut encore tellement inexplicable que la Compagnie d'assurances intéressée dans le désastre, procéda à une enquête minutieuse. On interrogea de nombreux témoins et l'on arriva à reconnaître qu'une paire de meules s'était échauffée jusqu'à produire une étincelle qui avait amené l'explosion en enflammant la poussière de farine contenue dans le moulin.

Une cause identique amena, en mai 1878, un désastre encore plus important : les moulins de Wasbhurn à Minneapolis, qui constituaient un des plus grands établissements du monde entier, furent détruits comme par une explosion de poudre. La ville fut ébranlée aussi violemment que par un tremblement de terre, et les dégâts furent évalués à six millions de francs.

Bien que les accidents de cette nature doivent être plus fréquents dans les pays exposés aux sécheresses que dans les autres, parce que la poussière de farine circule et se diffuse davantage dans l'air sec que dans l'air humide, ils ne sont pas, naturellement, particuliers à l'Amérique. Le 29 août 1893, une effroyable détonation, due aux mêmes causes que les précédentes, détruisit les moulins Tesch, à Luxembourg. La majeure partie de l'établissement s'effondra pendant que les flammes jaillissaient de toutes parts.

Il n'y a pas que la farine qui donne des poussières capables d'occasionner des explosions, et il est probable que toutes les poussières combustibles, lorsqu'elles sont suffisamment fines, sèches, et assez légères pour rester longtemps en suspension dans l'air, doivent produire le même effet. On en a d'ailleurs des exemples. En 1872, dans une ville de l'Amérique du Sud, on construisit une fabrique où l'on pulvérisait du soufre à l'usage des éleveurs de moutons. Elle eut un grand succès; mais un jour, juste à l'heure où l'on venait d'arrêter les machines, il se produisit une explosion terrible, suivie d'un incendie qui détruisit tout l'établissement. L'année suivante, on rebâtit la fabrique et les travaux de pulvérisation du soufre recommencèrent. Peu de temps après, eut lieu une nouvelle explosion qui amena les mêmes désastres que la première. — En 1873, une fabrique d'engrais fut détruite de la même manière, au moment où un ouvrier pénétrait à l'intérieur avec une lanterne allumée. Quelques jours auparavant, le même ouvrier avait déjà provoqué, en ouvrant sa lanterne, une explosion qui faillit le tuer, mais qui ne causa pas d'autres dommages. — Enfin, dans le court intervalle de trois années, l'explosion des poussières de sucre candi a fait sauter deux usines à New-York, une à Kansas; et, dans l'espace de quatre ans, la déflagration des poussières de malt menaça à trois reprises de détruire la grande brasserie de Allsop et Cie.

En Amérique, comme en Europe, on invoqua d'abord, pour expliquer ces désastres, l'explosion d'un gaz ou d'une vapeur quelconque. Mais, M. Peck, à la suite de la destruction des moulins de Minneapolis, démontra, par une suite d'expériences fort précises, qu'une poudre fine, sèche, légère et combustible, répandue dans l'air d'une salle ou d'une enceinte quelconque et mise en contact avec une flamme, a la propriété de propager la conflagration dans toute l'enceinte, comme le ferait un gaz inflammable. Il en résulte la combustion presque instantanée de milliards de particules poussiéreuses, et la chaleur que produit cette combustion est assez intense pour provoquer une véritable explosion, par suite de la dilatation subite de l'air renfermé dans les bâtiments. — La rareté relative des explosions dues aux poussières s'explique par les conditions spéciales que doivent remplir celles-ci sous le rapport de la finesse, de la sécheresse et de la dissémination dans l'air pour que la déflagration devienne générale dans un temps très court.

Ce rôle important et dangereux des poussières fut signalé dès 1845 par Faraday et Lyell, à propos des explosions de grisou qui eurent lieu en septembre 1844, dans les charbonnages de Haswell. Depuis, il a été effectivement reconnu que les poussières de charbon se comportent comme les autres poussières explosives, et qu'elles ont en outre pour effet indirect, par leur inflammation générale, d'aller provoquer des explosions de grisou dans des parties éloignées ou non fréquentées de la mine, où ces explosions n'auraient pas éclaté sans leur intervention.

D'après *Engineering and Mining Journal*, la propriété qu'ont certaines poussières de faire facilement explosion, serait même sur le point d'être utilisée. Ce journal, en effet, annonce qu'un ingénieur allemand vient d'inventer un moteur à poussière de charbon, dont le mécanisme, analogue à celui des moteurs à gaz. est actuellement en construction à l'usine Krupp.

4 mai 1897.

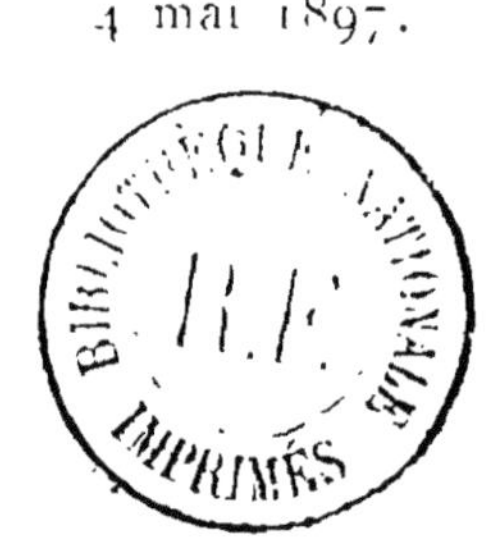

FIN

PRINCIPAUX LIVRES
CONSULTÉS

ANNALES D'HYGIÈNE PUBLIQUE.

ANNALES DU BUREAU CENTRAL MÉTÉOROLOGIQUE DE FRANCE.

ANNUAIRE DE LA SOCIÉTÉ MÉTÉOROLOGIQUE DE FRANCE.

ANNUAIRE DE L'OBSERVATOIRE DE MONTSOURIS. — MM. Descroix, Miquel, Lévy.

ASSOCIATION FRANÇAISE POUR L'AVANCEMENT DES SCIENCES.

CIEL ET TERRE (*Revue belge d'Astronomie de Météorologie et de Physique du Globe*).

COMPTES-RENDUS DE L'ACADÉMIE DES SCIENCES.

LA NATURE (*Revue des Sciences et leurs Applications*.

L'ATMOSPHÈRE. — C. Flammarion.

LE SAHARA. — Schirmer.

LES POUSSIÈRES DE L'AIR. — G. Tissandier.

LES GERMES DE L'AIR. — G. Tissandier.

LES ORGANISMES VIVANTS DE L'ATMOSPHÈRE. — Miquel.

LES TERRAINS AÉRIENS. — Stanislas Meunier.

LES VIRUS. — Arloing.

LES MICROBES DE L'AIR. — Cambier.

MICROBES, FERMENTS ET MOISISSURES. — Trouessart.

MICROBES BIENFAISANTS ET MICROBES MALFAISANTS. — Dr Philippon.

ŒUVRES COMPLÈTES. — Arago.

PHYSIQUE DU GLOBE. — d'Abbadie.

REPORT OF THE CHIEF SIGNAL OFFICER (*United States Army*.

REVUE SCIENTIFIQUE.

REVUE DES DEUX-MONDES.

TRAITÉ DE MÉTÉOROLOGIE. — Kaemtz et Martins.

TRAITÉ D'HYGIÈNE INDUSTRIELLE. — Poincaré.

DU SPITZBERG AU SAHARA. — Ch. Martins.

ATLAS MICROPHOTOGRAPHIQUE DE BACTÉRIES. — Itzerott et Niemann.

TABLE DES MATIÈRES

Châteauroux. — Imp. P. LANGLOIS et Cie.

A LA MÊME SOCIÉTÉ D'ÉDITIONS

Vient de paraître :

FOUSSEREAU (G.), agrégé de l'Université, docteur ès-sciences, secrétaire de la Faculté des Sciences de Paris, ancien maître de conférences à cette Faculté, ancien professeur de physique au Lycée Louis-le-Grand. — **Leçons de Physique** *à l'usage des élèves de la classe de Mathématiques spéciales.* 1er vol. : **Optique**, un vol broché de 460 p., illustré de plus de 300 fig. Prix . . 12 fr.

M. Foussereau a professé le cours de Physique de Mathématiques spéciales pendant quatre ans en province et pendant six ans au lycée Louis-le-Grand. La clarté de ses leçons lui a créé dans l'Enseignement secondaire une situation exceptionnelle et a valu à ses élèves de nombreux succès dans les écoles.

Sans sortir du cadre tracé par les programmes, l'auteur n'a pas hésité à donner aux parties délicates du cours le développement nécessaire pour conduire l'esprit de l'élève à une intelligence parfaite du sujet traité et éviter les erreurs et les confusions qu'entraîne trop souvent une explication sommaire. Il s'est efforcé de réunir dans des théories précises des notions ordinairement éparses qui surchargent sans profit la mémoire. Citons notamment l'étude de la Clarté et celle du Champ dans les instruments d'Optique, présentées sous une forme générale et cohérente qui n'a pas encore été introduite dans l'enseignement. Les propriétés des caustiques ont fait l'objet d'une discussion générale pour chacun des phénomènes de réflexion et de réfraction et une théorie générale rigoureuse et simple en a ensuite été exposée, d'après les travaux des grands géomètres qui ont abordé l'examen de cette question.

De nombreuses figures rendent facile l'intelligence du texte et empêchent le lecteur de passer à côté des difficultés sans les apercevoir.

Nous estimons que cet ouvrage est appelé à rendre des services signalés à l'enseignement de la Physique dans la classe scientifique supérieure de nos lycées.

BACTÉRIOLOGIE

BUBIEF (le Dr H.). — **Morphologie générale des Bactéries,** avec 19 figures dans le texte (Sciences biologiques) . . 1 fr. 50

NICOLLE et V. MORAX (les Docteurs). — **Bactériologie clinique** basée sur l'enseignement de M. le Dr Roux de l'Institut Pasteur. Cette bactériologie fait partie du supplément au **Guide pratique des Sciences Médicales.** Nous la recommandons comme la plus pratique aux chercheurs qui ne possèdent pas le volume. Prix cartonné à l'anglaise . . . . 5 fr.

CLIMATOLOGIE

GARIEL (C.-M.), professeur à la Faculté de médecine, membre de l'Académie de médecine. — **La météorologie et les appareils enregistreurs,** extrait des Sciences biologiques . . . 1 fr. 25

LABONNE (le Dr Henry), chargé de mission. **L'Islande et l'archipel des Fœrœr** (3e édition) 32 figures . . . . 4 fr.

Ce récit a sa place marquée dans toutes les bibliothèques de médecins, puisque le docteur Labonne est un confrère qui a vu en médecin et en naturaliste.